一番大切なのに誰も教えてくれない

メンタル
マネジメント
大全

ジュリー・スミス 著
野中香方子 訳

WHY HAS NOBODY TOLD ME THIS BEFORE?
by Dr Julie Smith

河出書房新社

マシューに捧げる

わたしはインク、
あなたは紙

これまで二人で経験した
すべての冒険と同じように

この本は、心の健康を保つためのツールが
ぎっしり詰め込まれた、「一生使える道具箱」だ。

心理学者にして臨床心理士であるジュリー・スミス博士の
シンプルかつ強力なアドバイスの数々は、
気分の落ち込み、不安、ストレス、自信喪失、モチベーションの欠如など、
誰もが経験する心の浮き沈みを乗り越えるのに役立つだろう。

その時々で必要なページを開き、有益なツールを見つけてほしい。

はじめに　これまでに行ってきた探求の記録　11

第1章　気分が落ち込むとき　19

01　気分について、まず知っておきたいこと　20
感情は脳だけの産物ではない／思考・体の状態・行動と影響しあう／自分で感情を変えるための第一歩
ツール　クロスセクション分析：落ち込みの原因を知る

02　負のスパイラルを断ち切る　33
即時的な気晴らしは事態をより悪くする／気分を悪化させる思考パターン／思考バイアスに気づく練習を／具体的な対処法／ささいなできごとを決定的瞬間にする前に

03　思考に振り回されないために　47
思考から距離を置く／注意のスポットライトを操作する／

今すぐ反芻《はんすう》思考を止める3つの方法／注意の練習1：マインドフルネス／注意の練習2：感謝の習慣

ツール　感謝の書き出し：注意の方向を選ぶ

04 調子が悪い日の乗り越え方 —— 58

小さな目標を実行する／大切な人を思いやるように／どんな気持ちに「なりたい」か？

ツール　「なりたい」感情の分析：できることを見つける

05 基本的なことが、実はすごく大切 —— 68

運動／睡眠／栄養／日課《ルーティン》／人とのつながり

第2章 やる気が出ないとき

81

06 やる気について、まず知っておきたいこと —— 82

先延ばしとアンヘドニア（快感消失）

07 モチベーションの育て方 —— 87

第3章

体を動かす／目標日記をつける／小さくする
ストレスを管理する／失敗との付きあい方を変える
ツール　セルフ・コンパッション：失敗から立ち直る

08 やりたくないことにやる気を出す方法 98
反対行動スキル／習慣を確立するヒント／休息と内発的報酬
感謝を意識する／事前の危機計画／アイデンティティに戻る
ツール　未来の自分をイメージして記録する
DBTで知るメリットとデメリット

09 人生を大きく変えたい。さてどこから始めよう？ 111

辛い感情にとらわれているとき 115

10 感情を消し去りたい？ 116
感情に対して、してはいけないこと
ツール　感情への問いかけ：好奇心を持って学ぶ

第4章

大切なものを失ったとき

145

11 感情に対処する具体的な方法 122
感情をありのままに捉える／名前をつける／セルフ・スージング

12 言葉の力を活用する 132
ネガティブな感情だけに焦点を当ててはいけない

13 大切な人を支える方法 138

14 悲嘆《グリーフ》について、まず知っておきたいこと 146
悲嘆は正常である

15 悲嘆《グリーフ》には段階がある 150

16 喪失を乗り越える方法 155
感情をすべて許そう／日々、小さな一歩を踏み出そう

第5章

自信をなくしているとき

167

17 強さの柱となる8つのもの 163
期待しない／表現する／記憶し、生活を続ける／傷の周りで成長する／専門家の支援を得る

18 批判や反対意見への対処法 168
ピープル・プリージングに気をつける／批判に対処するためのタスク
人の世界観に基づくことを理解する／恥から立ち直る方法を学ぶ／自分を理解する

19 自信を培うためのカギ 179
自信を培うには、未知の世界に飛び込むといい／自尊心を高める必要はない／ポジティブなアファーメーションに頼らない
ツール リストアップと完璧な保護者

20 失敗から立ち直る方法 190

第6章

不安を感じているとき

207

21 成長するためにも、自己受容が必要 —— 197

失敗に対処する6つのステップ

内省で自己認識を深める／自己受容のビジョンを描く／CFTで自分を丸ごと受け入れる／自己批判をやめるポイント

内なる思いやり深い人を見つける

22 どうすれば不安を回避できるのか？ —— 208

23 不安を悪化させる行動 —— 214

24 今すぐ不安を落ち着かせる方法 —— 219

ツール　スクエア・ブリージング

不安反応に沿って体を動かす

25 不安な思いをどうするか？ —— 223

26 避けられないことへの恐怖について ―― 242
少し距離を置く／思考の偏りを見抜く／思考への挑戦――ファクトチェック／注意のスポットライトを他に向ける／代わりに焦点を当てる質問／状況の再解釈――リフレーミング／価値とアイデンティティについて考える
死との関係を変える
ツール 死についての文章化

第7章 ストレスを感じているとき

253

27 ストレスと不安は違う？ ―― 254
28 ストレス軽減が唯一の解決策ではない理由 ―― 259
29 長期的なストレスに気をつける ―― 263

30 ストレスを活用する方法 271
他者を気遣う／より大きな目標に焦点を当てる／マインドフルになる
ツール 瞑想：ストレスを軽減する
マインドフルなウォーキング／マインドフルなシャワー／マインドフルな歯磨き／畏怖を感じる体験

31 重要な場面でのストレス対処法 285
ストレスを「役に立つ強み」と捉える／目的に沿ったフレーズを用意する／リフレーミングする／より多くのものを視覚に入れる／失敗の認識を変える／恥のバイアスを外す
ツール 恥からの回復力を高めるヒント

第8章 心が満たされないとき 299

32 「幸せになりたいだけ」に関する問題 300
なぜコアバリューが大切なのか／価値観とは何か？

33 人生において何が重要かを明らかにする 307
ツール 価値観のチェック

34 「自分を変えたい」と思ったら 317

35 人間関係の重要性とその改善方法 321
人間関係にまつわる5つの神話／
人間関係を改善する根本的な考え方／
自分の愛着スタイルを理解する／
不安型愛着／回避型愛着／安定型愛着／無秩序型愛着／
有意義で長続きする関係の築き方
ツール どのようなパートナーになりたいかを明確にする質問

36 いつ専門家の助けを求めるべきか？ 342

謝辞 347
巻末特典 ツールボックス 350
参考文献 365

はじめに

セラピールームでわたしの前に若い女性が座っている。くつろいだ様子で両手をゆっくり動かしながら彼女は自らの思いを語る。セッションはまだ十数回しか行っていないが、最初に見られた緊張感と神経質さはすっかり消えた。わたしの目を見つめ、うなずき、微笑みながら言う。「わかります？　それが難しいのは知ってるけれど、わたしならできるって思えるんです」

わたしは目がちくちくと痛み、唾を飲み込む。思わず笑みが浮かぶ。彼女は変化を感じ、わたしも感じている。初めてこの部屋を訪れたときの彼女は、この世界と、自分が向き合わなければならないすべてを恐れていた。自信を持つことができず、新しい変化や挑戦に怯えていた。しかしその日、セラピーを終えた彼女は、少し顔を上げて帰っていった。わたしがそうさせたわけではない。わたしには、誰かを癒したり人の人生を変えたりする魔法のような力はない。彼女が必要としたのは、子ども時代を掘り下げるための長年におよぶセラピーではなかった。他の多くのクライアントと同様に、セラピーでのわたしの主な役割は先生になることだった。科学が何を語り、他の人にとって何が有効だったかを伝えた。彼女がそれらの考え方やスキルを理解し、実践し始めると、変化が起こり始めた。未来に希望を感じるようになり、自分の強さを信じられるようになった。困難な状況に健全な方法で対処できるようになった。そうするたびに自信が少しずつ高まっていった。

この先の一週間を乗り切るために覚えておくべきことを確認していたとき、彼女はわたしを見つめて尋ねた。**「なぜ今まで誰もこのことを教えてくれなかったのでしょう？」**

その言葉はわたしの頭から離れようとしなかった。そう尋ねたのは彼女が最初ではなかったし、最後でもなかった。同じ言葉を何度も聞いた。セラピーを受けに来た人は往々にして、自分が強い精神的苦痛を感じているのは脳か性格に欠陥があるからだと思い込んでいて、自分には感情をコントロールする力があることを信じることができなかった。長期的なセラピーで深く掘り下げることが必要な人もいるが、多くの人が必要としていたのは、単に心と体がどのように働いているか、メンタルヘルスをどう管理すればよいかを学ぶことだけだった。**クライアントに変化をもたらしたのはわたしではなく知識だ。**もっとも、心の働きに関する知識を得るために、お金を払ってわたしのような専門家に会いに来る必要はないはずだ。そうした情報は巷に出回っているのだから。と言っても、偽の情報も溢れているので、自分が何を探しているのかを知っておく必要がある。

このような現状を変えるために、わたしは夫を巻き込んでキャンペーンを始めることにした。「わかった。がんばろう！　動画をユーチューブか何かに投稿しよう」と彼は応じた。

こうしてわたしたちは、メンタルヘルスについて語る動画を作りはじめた。やがて、このテーマに興味を持つ人は少なくないことがわかった。気がつくとソーシャルメディア上で数百万人ものフォロワーに向けて、ほぼ毎日、動画を制作するようになっていた。ショートムービーの方が多くの人に見てもらえると思ったので、動画はそれぞれ一分以内にまとめた。そういうわけで短い動画がたくさん出来上がった。

動画は多くの人の関心を呼び、メンタルヘルスについていくつかの洞察を分かちあい、語りあう機会を提供することができた。けれども、わたしはもう一歩前進したいと思った。動画を一分以内にまとめるには、多くの詳細な情報を省略しなければならない。今この本を書いているのはそのためだ。心の健康のための知識を実際のセラピーではどのように説明するか、それをどのように利用すればいいかについて、本書では順を追ってわかりやすく説明していきたい。

この本で紹介するツールの大半はセラピーで教えているものだが、セラピーのためのツールではない。**人生のためのツール、つまり、ひとりひとりが困難を乗り越えて、充実した人生を送るためのツールなのだ。**

本書では、わたしが心理学者・臨床心理士として学んできたことの中から、最も価値ある知識と知恵と実践的なテクニックを紹介しよう。それらは、セラピーを受けた人々とわたしの人生を変えた。本書は、感情とは何であって、どう扱えばよいかを、はっきり知るためのものだ。

自分の心の働きを少々理解し、それを健全にコントロールする方法をいくつか身につければ、回復力《レジリエンス》が高まり、より健康になり、自分は成長していると思えるようになるだろう。

本書は幼少期を掘り下げて葛藤の経緯や理由を解明するためのものではない。そうしたことは他の良書におまかせしよう。実のところ、セラピーの最初のセッションが終わると、クライアントの多くは、苦しみを和らげるために家でも使えるツールを教えてほしいと言う。セラピーでは、過去のトラウマを癒すのではなく、クライアントのレジリエンスを高め、辛い感情を安全に乗り越えられるようにするべきだ。それには、感情をコントロールし、メンタルヘルスを育む方法を身につける必要がある。

本書は、そのための本だ。

体の健康を高める方法について書かれた本が薬ではないのと同様に、本書はセラピーではない。むしろ道具箱《ツールボックス》で、さまざまな仕事のためのツールがぎっしり詰まっている。すべてのツールを一度に習得することはできないし、そうする必要もない。**今ご自分が直面している問題に合う章を選んで、そこに書かれているアイデアを時間をかけて実践しよう。**どの方法も効果が出るまでには時間がかかるので、早々に諦めたりせず何度も試そう。たった一つのツールで家を建てることはできないし、どの作業にも少々異なるツールが必要だ。それらのツールを上手に使えるようになっても、さらに難しい問題が見つかることもある。

メンタルヘルスを向上させるのは体の健康を向上させるのと同じだとわたしは考えている。この数十年間に、栄養摂取と運動によって体の健康を増進させることが受け入れられ、流行にさえなっている。一方、精神の健康の向上に取り組むことが広く受け入れられるようになったのは、つい最近のことだ。**それが意味するのは、特にメンタルヘルスの問題を抱えていない人も、この本を読んでおいたほうがいいということだ。**なぜなら、今、気分が良く、悩みがないとしても、メンタルヘルスとレジリエンスを鍛えておくのは良いことだからだ。栄養バランスの良い食事をとり、定期的に運動をして体を鍛えておけば、感染症に勝ち、ケガも早く治すことができる。メンタルヘルスについても同じことが言える。万事うまくいっているときに堅牢な自己認識力とレジリエンスを構築しておけば、人生の難題に直面したときにうまく乗り越えられるだろう。

本書が紹介するスキルのいずれかが、自分にとって有益だと思えたら、状況が好転してもそのスキルを使い続けよう。気分が安定し、もう助けは不要だと思っても、それらのスキルは心に栄養を運んでくれる。言うなれば家賃ではなく住宅ローンを支払うようなもので、**スキルを練習しておけば将来のメンタルヘルスに投資できるのだ。**

この本に書かれていることには、研究による証拠がある。だが、それだけでなく、そうしたスキルが人々を救うのをわたしはこの目で何度となく見てきた。ここには希望がある。いくつかのガイダンスと自覚があれば、もがくことで人は強くなれるのだ。

自己啓発本の著者やソーシャルメディアで何かを発信する専門家は、あらゆる問題を解決できそうに見えるし、彼ら自身そうした見方を助長している。彼らは、どんな問題を投げつけられてもびくともしない振りをしなければならないと、思い込んでいるらしい。そして、自分の本には生きていくうえで必要な答えのすべてが書かれているように振る舞う。本書はそうではないことを、まず述べておこう。

わたしは心理学者で臨床心理士であり、このテーマに関する論文を数多く読んできたし、それらを活用して人々を良い方向へ導くための訓練を受けてきた。とはいえ、わたしはひとりの人間でもある。本書で紹介するツールを用いても、人生は人を翻弄し続けるだろう。しかし、人生の道中で打撃を受けても、再び立ち上がって前進するために、それらのツールは力を貸すはずだ。また、ツールを用いても、道に迷うことはあるだろう。しかし、道に迷ったことに気づき、勇敢にも方向転換し、自分にとって有意義で重要だと思える道に戻ることを、それらのツールは手助けするだろう。

本書には、問題のない人生を送るための秘訣が書かれているわけではない。書かれているのは、わたしを含む多くの人が道を模索するのを手助けしてくれる、数多くのツールなのだ。

これまでに行ってきた探求の記録

わたしは、宇宙のすべてを知る教祖《グル》ではない。この本は言うなれば、日記とガイドブックを合わせたようなものだ。わたしはこれまでずっとすべてのピースをつなぎ合わせる方法を探してきた。この本はその探求の記録でもある。つまり、人間であることと生きていく上で助けになることについて理解を深めるために、わたしが読み、書き、セラピーで人々と話してきたことが書かれているのだ。

もっとも、本書はこれまでの旅の記録にすぎない。これからもわたしは出会う人々に刺激を受けながら学び続けるだろう。科学者はより良い問いを投げかけることで、より良い答えを発見し続ける。わたしもそうありたい。この本には、これまでに学んできた中で最も重要なものを詰め込んだ。それらはわたしとクライアントが葛藤しながらも自分の道を見つけるのに役立った。

この本は、これからの人生を笑顔で生きていくことを保証するものではないが、自らの微笑みが心からの微笑みかどうかを知るためのツールを提供するだろう。目標の見直しと再発見を続け、より健康的な習慣と自己認識力を取り戻すには、どのツールが必要かを、本書は示すだろう。

ツールは箱に入っていると立派に見える。けれども自分の役に立てるには、箱から取り出し、使い方を何度も練習しなければならない。もしハンマーで釘を打ちそこなったら、後でもう一度試そう。わたしも日々それを繰り返している。**本書では、わたしが実践し、自分にもクライアントにも役立つことがわかった技術とスキルだけを紹介する。**それらは皆さんだけでなく、わたしにとっても助けになるだろう。わたしはこれからも必要を感じるたびに本書を読み返したい。皆さんもそうされることを、そして本書が一生使える道具箱になることを願っている。

On Dark Places

第1章

気分が落ち込むとき

01

気分について、まず知っておきたいこと

誰にでも、気分が落ち込む日はある。

誰にでも。

しかし、落ち込みの頻度や程度は人によって違う。

臨床心理士として長年働いてきてわかったのは、人は気分の落ち込みに苦しんでいながら、それを誰にも言わないということだ。友人にも家族にも、決して明かそうとしない。落ち込みを隠し、目をそらし、周囲の期待に応えようとする。そのようなことを何年も続けた末に、セラピーを受けに来る人もいる。

彼らは、自分はどこかおかしいのではないかと感じている。そして、何もかもうまくいっているように見える人たちと自分を比べる。そう、いつも笑顔を浮かべ、元気いっぱいに見える人たちと。

確かに世の中にはそういう幸せそうな人がいるので、そうなれない彼らは、幸せはある種の性格のようなものだと考える。幸せな性格か、そうでないか、なのだと。

気分の落ち込みを脳の欠陥と見なす人は、それを変えることはできないと思い込み、隠そうとする。日々、するべき仕事をこなし、そうすべき相手には笑顔を見せるが、いつも気分は少々むなしく、楽しめるはずのことを楽しめない。

ここで少し、体温について考えてみよう。今、皆さんは、暑い、寒い、あるいはちょうどいいと感じているかもしれない。暑いとか寒いとか感じるのは感染症や病気の兆候かもしれないが、その時の状況の反映にすぎない場合もある。たとえば暖かな上着を着忘れたとか、急に雨が降りだしたといったことだ。もしかすると空腹や脱水状態のせいかもしれない。また、発車しそうなバスに駆け込むと、体温は上がるだろう。このように体温は体の外と内から影響を受け、わたしたちは体温をいくらか上げたり下げたりできる。

気分もそれと同じだ。**気分の落ち込みには内外のさまざまな要因が影響しているので、その要因がわかれば、望む方向に気分を変えることができる**。原因は服を一枚多く着てバスに乗るために走ったことかもしれないし、他にあるのかもしれない。

科学的に確認され、多くの人がセラピーを通して学ぶ通り、わたしたちは自分が思う以上に、感情に影響を及ぼすことができる。

それが意味するのは、自らの幸福感に働きかけ、情緒を健全にできるということだ。つまり気分は変えられないものではなく、自分がどんな人間かを定義するものでもなく、一時的に経験する感覚にすぎないのだ。

だからと言って、落ち込みや憂うつな気分を容易に解消できるわけではない。人生は依然として苦難や苦痛や喪失をもたらし、それらは常に心身の健康に反映される。むしろ、それが意味するのは、**ツールによって感情をコントロールできる**ということだ。ツールを使う練習をすればするほど、使い方はうまくなる。そうなれば、気分を叩きのめすような問題を人生が投げつけてきても、跳ね返すことができる。

この本で扱うコンセプトとスキルは万人向けのものだ。研究によって、うつ病の人々に役立つことがわかっているが、処方箋が必要な医薬品ではない。生きていくためのスキル、すなわち、人生において大なり小なり気分が揺らいだときに誰もが使うことのできるツールなのだ。永続的で重い精神疾患を患う人が新たなスキルを試すときには、専門家のサポートを受けることをお勧めする。

感情は脳だけの産物ではない

睡眠時間は至福のひとときだ。しかし目覚まし時計がそれを妨害する。いきなり騒々しい音が衝撃をもたらす。わたしはスヌーズボタンを押して再び横になる。頭が痛み、イライラする。もう一度スヌーズボタンを押す。でも、そろそろ起きないと、子どもたちが学校に遅刻する。わたし自身、会議の準備をしなければならない。目を閉じてオフィスの机の上にあるやることリストを思い浮かべる。恐怖。いらだち。極度の疲労。今日は何もしたくない。

これは気分の落ち込みだろうか。この落ち込みは脳から生まれたのだろうか。なぜこんなふうに目覚めたのか、時間をさかのぼってみよう。昨夜は遅くまで仕事をした。ベッドに入る頃にはくたくたで、階下に降りてグラス一杯の水を飲む気力もなかった。その上、夜中に二度、赤ん坊が泣いて、起こされた。つまり、わたしは睡眠不足で脱水状態だったのだ。そこへもってきて、目覚まし時計のけたたましいアラームに起こされたので、ストレスホルモンが全身を駆け巡り、心臓がドキドキしてストレスを感じた。

これらの信号のひとつひとつが脳に情報を送る。たいへんだ、たいへんだ、と。脳はその理由を探し、見つける。睡眠不足と脱水状態による不快感が気分の落ち込みの原因の一部だったのだ、と。

気分の落ち込みがすべて脱水状態のせいだというわけではないが、**気分について語るときには、原因が常に脳にあるわけではないことを覚えておこう。**原因は体の状態、人間関係、過去と現在、生活状態、ライフスタイルにもある。食事、考え、行動、記憶など、わたしたちがすること、しないことのすべてにある。気分は脳だけの産物ではないのだ。

脳は絶えず働き、何が起きているかを理解しようとしている。しかし、その手がかりになる情報は限られている。心拍数、呼吸、血圧、ホルモンといった体からの情報。見たり、聞いたり、触れたり、味わったり、嗅いだりという五感からの情報。それに行動や考えだ。脳はこれらの情報のすべてと、過去に同じような状況でどう感じたかという記憶をつなぎ合わせて、今何が起きていて、それにどう対処すればいいかを推測する。その推測が時には感情や気分として感じられる。その感情をわたしたちがどう解釈し、どう反応するかが、次に何をすべきかという情報を体と心に送り返す（Feldman Barrett, 2017）。つまり気分に関しても、入ってきた情報によって出てくる結果が決まるのだ。

思考・体の状態・行動と影響しあう

多くの自己啓発本は、正しい考え方をしなさい、と説く。それらの本は、「どう考えるかによって、感じ方は変わる」と言うが、往々にして肝心な点を見逃している。それはこの関係が双方向に働くことだ。どう感じるかによって考え方は変わり、悪くすると、否定的で自己批判的な考えを抱きやすくなる。気分が落ち込んでいると、思考パターンが良くないとわかっていても、別の考え方をするのは難しい。ましてやソーシャルメディアでよく提唱される「常にポジティブに考える」というルールに従うのは、いっそう難しくなる。つまり、ネガティブな思考はネガティブな感情の原因ではなく、結果かもしれないのだ。だから、「考

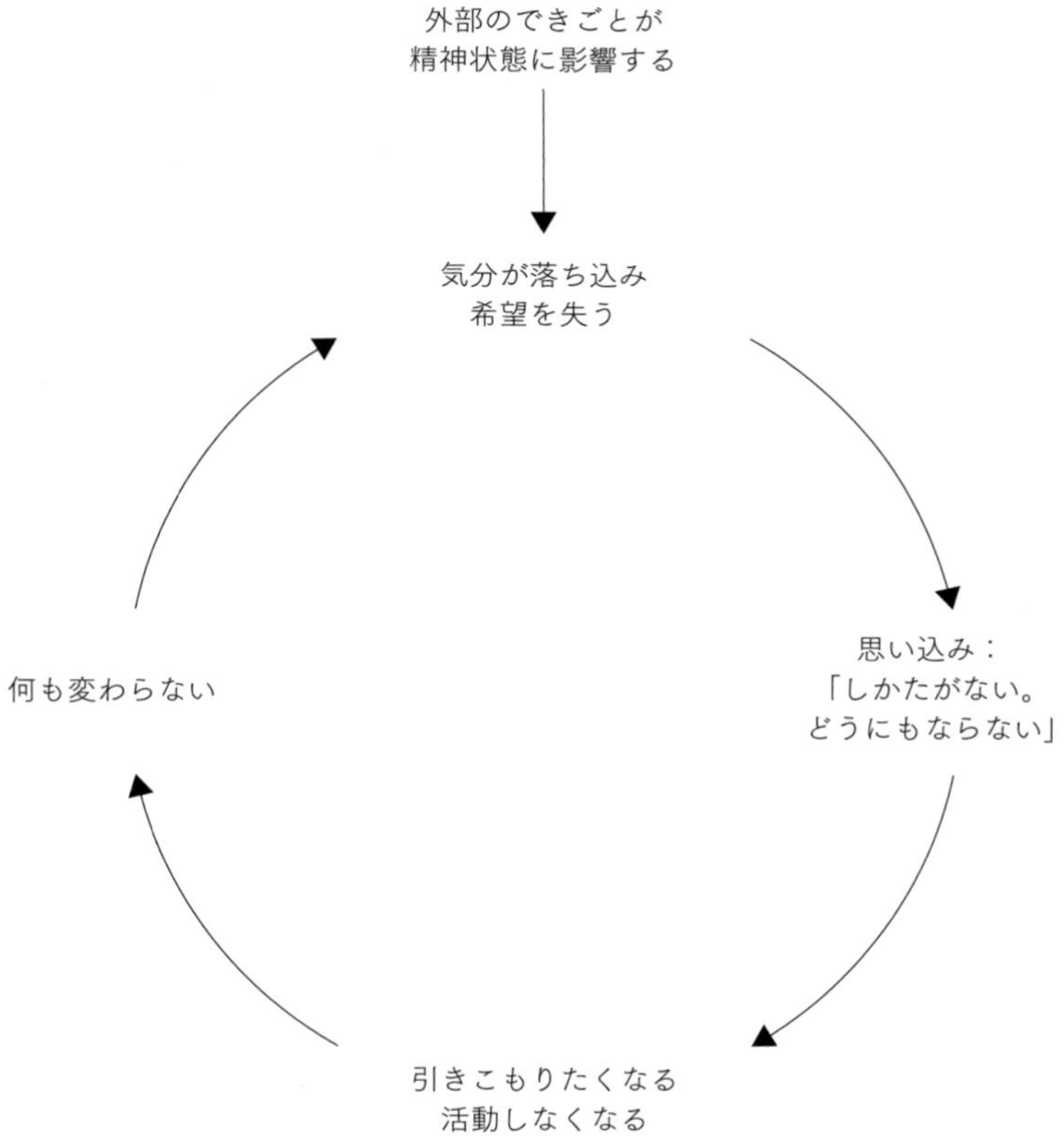
外部のできごとが
精神状態に影響する
気分が落ち込み
希望を失う
思い込み：
「しかたがない。
どうにもならない」
引きこもりたくなる
活動しなくなる
何も変わらない

図1：気分の落ち込みの下方スパイラル。気分の落ち込みが数日続くだけでうつ状態に陥る仕組み。それに早く気づいて対処すれば悪循環を断ちやすい。
出典：Gilbert（1997）

え方を変える」というのは、落ち込みを解消する唯一の答えにはならないだろう。

どのように考えるかがすべてではない。わたしたちがすること、しないことのすべてが気分に影響する。誰でも落ち込んでいるときには、人前に出たくないだろう。普段なら楽しめることも、したいと思えない。けれども、長い間そうやって引きこもっていると、ますます気分は落ち込む。体に関しても同じ悪循環が起きる。あまりに忙しくて数週間、運動ができなかったとしよう。疲れていて気分も落ち込んでいるので、運動をする気になれない。こうして運動をしない期間が長くなると、無気力でエネルギー不足になる。エネルギーが不足すると、ますます運動から遠ざかり、気分はさらに落ち込む。**つまり、気分の落ち込みは、さらに気分を落ち込ませる行動を招くのだ。**

このような悪循環に陥りやすいのは、経験のさまざまな側面が互いに影響しあうからだ。しかし、それは、わたしたちがいかに悪循環に陥りやすいかを示す一方で、そこから抜け出す方法も示している。

思考、身体的感覚、感情、行動のすべてが影響しあって経験を生み出しているが、人はそれをひとまとめに経験する。そして、バスケットに編み込まれた籐《とう》づるの一本一本を認識するのが難しいのと同じで、経験を個々の要素に分解するのは難しい。それには練習が必要だ。そうすれば、自分がどのような変化を起こせるかを理解しやすくなるだろう。次ページの図2は、経験を分解するための簡単な方法を示している。

クロスセクション分析

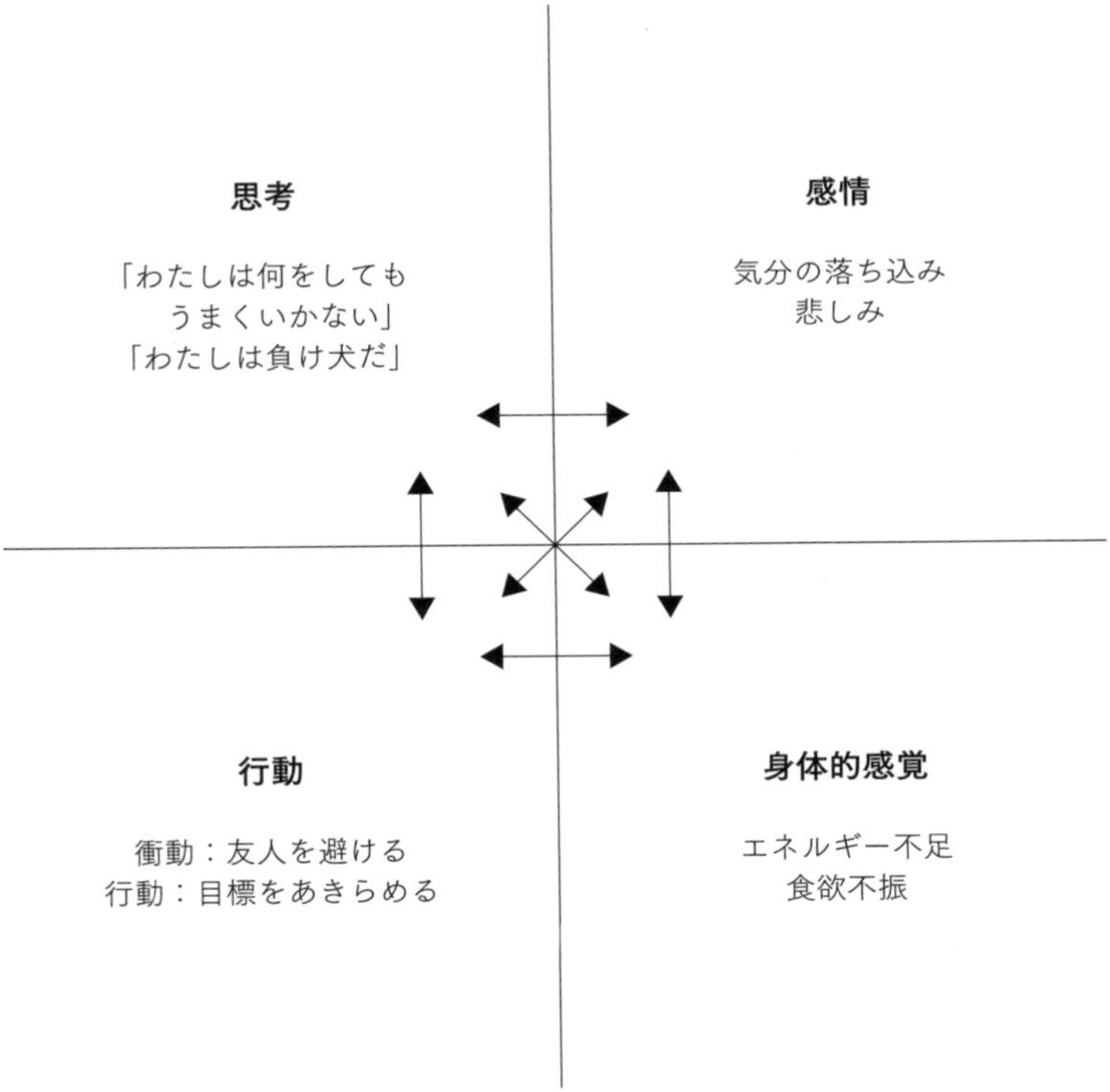
思考
「わたしは何をしても
うまくいかない」
「わたしは負け犬だ」
感情
気分の落ち込み
悲しみ
行動
衝動：友人を避ける
行動：目標をあきらめる
身体的感覚
エネルギー不足
食欲不振

図2：ネガティブなことを考えながら時間を過ごすと、気分が落ち込む可能性が高い。気分が落ち込むと、ますますネガティブな考えを抱きやすくなる。この図は、わたしたちがどのように気分の落ち込みの悪循環にはまり込むかを示している。しかし、そこから抜け出す方法も教えている。
出典：Greenberger & Padesky（2016）

このように物事を分解すれば、自分を行き詰まらせる行動だけでなく、自分の助けになる行動も見えてくるだろう。

セラピーに来る人の大半は、感情を変えたいと思っている。自分が抱える不快な（ときには耐えがたい）感情から解放されて、喜びや高揚感といった豊かな感情を抱きたいと思っているのだ。セラピーでは、彼らが望む感情をボタン一つで作り出せるわけではない。けれども、感情は体の状態、思考、行動と密接に絡みあっていることを彼らは学ぶ。それらの要素は、自分で変えることができる。脳と体と環境の間では常にフィードバックが起きているので、それを利用して感情に影響を与えることができるのだ。

■自分で感情を変えるための第一歩

気分の落ち込みを理解するための最初の一歩は、経験の各側面を認識すること、つまりひとつひとつの側面に気づくことだ。この気づきは振り返ることから始まる。**その日を振り返り、ある瞬間の経験を分解してみよう。**時間をかけ、練習を重ねるうちに、リアルタイムでそれらの側面に気づけるようになる。そこに状況を変えるチャンスがある。

セラピーでは、気分が落ち込んでいる人に、どのような形で不調を感じるかを尋ねる。すると彼らは、疲労感、無気力、食欲不振に気づく。「今日は何もする気になれない。わたしは怠け者だ。成功するはずがない。だめな人間だ」と考えていることに気づくこともある。あるいは、仕事中にしばらくの間トイレに隠れてソーシャルメディアをスクロールしたくなることに気づく人もいる。

こうして自分の体と心で何が起きているかがわかるようになれば、さらに視野を広げて、周囲の環境や人間関係に何が起きているか、それが自分の感情や思考や行動にどのような影響を与えているかに目を向けられるようになる。時間をかけて細かなことを理解するようにしよう。——こんなふうに感じるとき、わたしは何について考えているのだろう？　体はどんな状態にあるのだろう？　こんな気分になる前の数日間や数時間、わたしは自分をどのように扱っていただろう？　これは感情なのか、それとも体の不調の現れにすぎないのだろうか？——問いは多くある。答えが明らかな場合もあれば、複雑すぎてわからない場合もあるだろう。それはそれでいい。自分の経験を掘り下げ、書き留めていけば、自己認識力が高まり、自分の状況を何が好転させ、何が悪化させるかに気づきやすくなるはずだ。

ツール

クロスセクション分析：落ち込みの原因を知る

クロスセクション分析（27ページの図2）を利用して、経験の肯定的な側面と否定的な側面について理解を深めよう。３５０ページに空白のクロスセクション分析図が載っているので、それに書き込んでもいい。一〇分かけて、その日の中から振り返るべき一瞬を選び出そう。他の欄より書き込みやすい欄があることに気づくかもしれない。

気分が落ち込んだ瞬間について後からじっくり考える習慣を身につければ、経験のどのような側面が気分を落ち込ませるかに気づきやすくなる。

試してみよう

クロスセクション分析図を埋めるときには、以下の問いが役に立つ。日記を書くためのガイドにもなるだろう。

- 気分が落ち込む瞬間の前には、何が起きたか？
- 新しい感情に気づく直前に何が起きていたか？
- そのとき、何を考えていたか？
- 何に注意を向けていたか？
- どんな気持ちだったか？

- それを体のどこで感じたか？
- その他に、どのような身体的感覚に気づいたか？
- どのような衝動が現れたか？
- その衝動に従ったか？
- 従わなかった場合、代わりにどのような行動をとったか？
- その行動は感情にどのように影響したか？
- その行動は、状況に対する考えや信念にどのように影響したか？

まとめ

- 気分の変動は正常なことだ。常に幸せな人はいない。けれども気分に翻弄される必要もない。そのためにできることはある。
- 気分の落ち込みは脳の欠陥によるものではない。それは要求が満たされないことの反映である可能性が高い。

- 人生のある瞬間の経験はさまざまな側面に分解できる。
- それらは皆、互いに影響しあっている。気分の落ち込みの悪循環から抜け出せず、うつにさえなるのはそのためだ。
- 感情は多くの要素からなり、それらの要素にわたしたちは影響を与えることができる。
- 感情を直接切り替えることはできないが、自分がコントロールできるものを介して、感じ方を変えることはできる。
- クロスセクション分析を活用すれば、何が自分の気分に影響を及ぼし、身動きできなくさせているかがわかる。

02

負のスパイラルを断ち切る

即時的な気晴らしは事態をより悪くする

気分が落ち込むと、明るい気分を取り戻したくなる。何をしてでも、できるだけ早く落ち込みから解放されたいと思う。脳はこれまでの経験から、手っ取り早く気分を良くする方法を知っているので、わたしたちはそれらを使って感覚を麻痺させたり気を紛らわせたりする。人によっては、アルコール、薬物、食べ物に頼るだろう。何時間もテレビを見たり、ソーシャルメディアをスクロールしたりする人もいる。そうしたくなるのは、――短期的には――効果があるからだ。自分が切望する通りに、たちまち気が紛れたり感覚が麻痺したりする。

しかしそのような効果は、テレビのスイッチを切ったり、アプリを閉じたり、酔いがさめたりすると、すぐに消える。その後、気分は再び落ち込む。このサイクルを繰り返すたびに気分はいっそう落ち込んでいく。

気分の落ち込みへの対処法を見つけるには、これまで落ち込みにどう対処してきたかを振り返り、苦しみからすぐ解放されたいという人間として当然の欲求を思いやりつつも、即時的な対処法が長期的には事態を悪化させてきたことを正直に認めなければならない。長期的に効果がある方法は、総じて即効性のないものだ。

試してみよう

以下の質問をガイドにして、現在、気分の落ち込みに自分がどう対処しているかを、じっくり考えてみよう。

- 落ち込んでいるときによく用いる対処法はどういうものか？
- それらの対処法は、苦痛や不安をすぐ取り除いてくれるか？
- 長期的に見て、それらはどのような効果をもたらすか？
- それらはどのようなコストを伴うか？（金銭的にではなく、時間、努力、健康、進歩に関して）

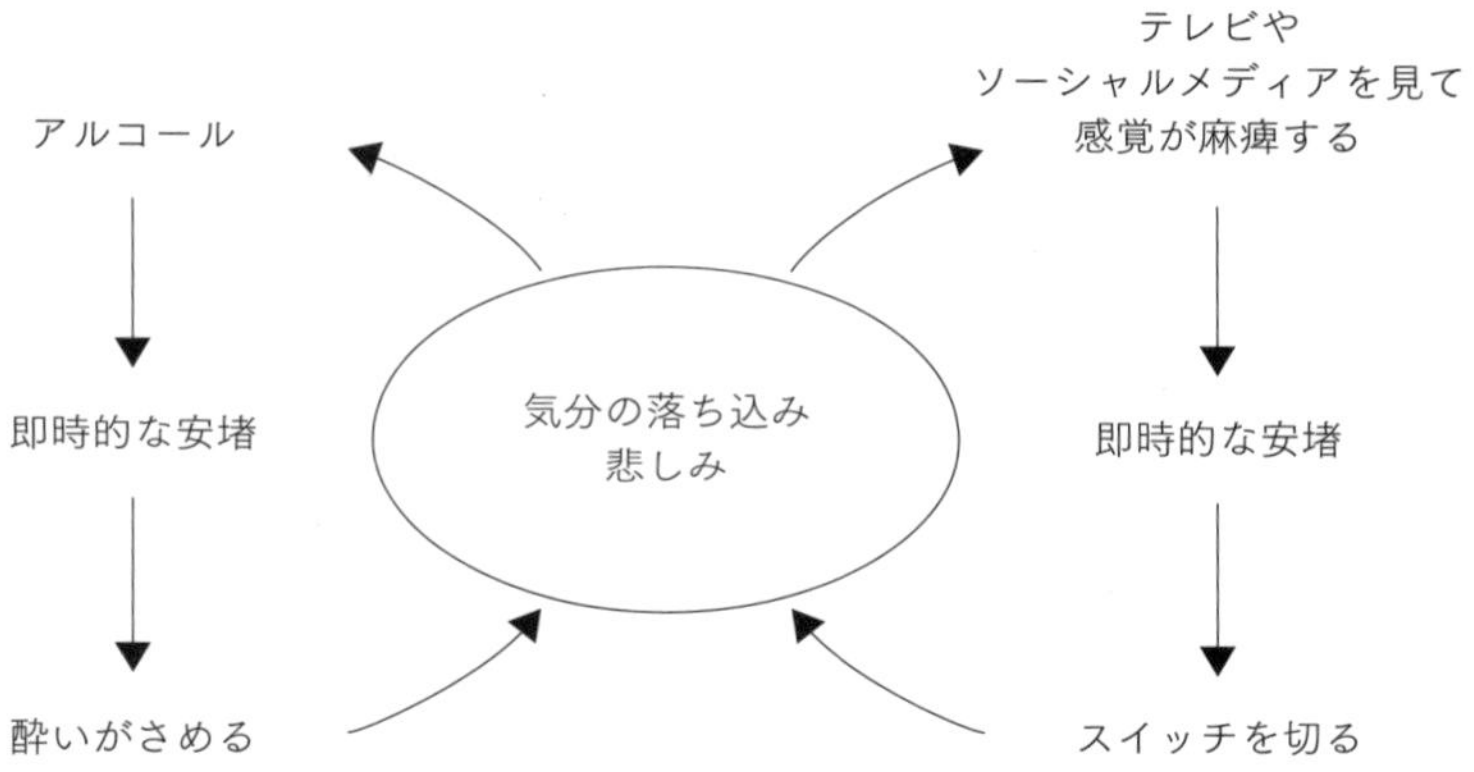

図3：即時的な対処法がもたらす悪循環
出典：Isabel Clark（2017）

気分を悪化させる思考パターン

前節で述べたように、思考と感情は影響しあう。思考は感情に影響し、逆に感情も思考パターンに影響する。気分が落ち込んでいるときに経験しがちな思考バイアスには次のようなものがある。思考バイアスはごく普通の現象で、程度の差はあっても、誰にでも起きる。特に起きやすいのは気分や感情が揺らいでいるときだ。思考バイアスについて理解し、それが現れたときに気づけば、その力を奪うことができる。

心の読みすぎ

周囲の人が何を考え、どう感じているかを理解するのは、非常に重要なことだ。わたしたちは集団で生活し、互いに依存しているので、他人が何を考え何を感じているかを推測することに多くの時間を費やす。気分が落ち込んでいるときには、自分の推測を真実だと思い込みやすい。たとえば、「友だちが変な目で見るので、自分は嫌われているにちがいない」というように。しかし落ち込んでいない日には、どうしてそんな目で見るのかと、相手に尋ねるかもしれない。

落ち込んでいるときには、周囲の人に励ましや安心感を求める。それらが得られないと無意識のうちに、相手は自分のことをよく思っていないと決めつける。それはバイアスであり、最悪の自己批判につながりやすい。

過度の一般化

落ち込んでいると、たった一つの失敗のせいで何もかもうまくいかなくなり、一日が台無しになることがある。たとえば朝、ミルクをこぼし、それがあちこちに飛び散る。そのせいで遅刻しそうになって、イライラし、ストレスを感じる。このようにたった一つの出来事を、今日が「最悪な日」になるサインと見なすのが、「過度の一般化」だ。そんな日は、何一つ思い通りにいかず、いくはずもない。今日は絶対、悪夢のような一日になる、と決めつけて、仕事も休みたくなる。

これは絶望に向かう危険な坂道だ。「過度の一般化」バイアスは、失恋したときに現れることが多い。ある恋愛関係が終わると、自分は恋愛を実らせることができず、他の誰とも幸せにはなれないという思いが湧き上がる。そう考えるのは自然なことだが、放っておくと、苦痛はますます強くなり、気分はいっそう落ち込む。

自己中心的な考え方

調子が悪く、辛いと感じているとき、視野は狭くなりがちだ。他者の考えや見方を推測しにくくなり、他者と自分の価値観が違うことも忘れがちになる。このバイアスは、心のつながりを傷つけ、人間関係にひびを入れる恐れがある。たとえば、「常に時間を守る」といった生活上のルールを決めている人が、そのルールを守ることを他の人にも求め、相手がそれを守らないと怒ったり傷ついたりする場合だ。そうなると、他者に対して寛容でなくなり、気分はいっそう落ち込み、人間関係に支障をきたす恐れがある。このバイアスは、コントロールできないものをコントロールしようとすることであり、必然的に気分は急速に落ち込む。

感情的な推論

思考が事実ではないように、感情も事実ではない。脳にとって感情は一種の情報だが、その情報が強力で激しく騒々しいと、脳は、それが実際に起きていることを真に反映していると思いこむ。わたしはそう感じるから、それが事実に違いない。「感情的な推論」とは、そうではないという証拠が他にたくさんあっても、感情だけに基づいて、何かを真実と決めつける思考バイアスだ。たとえば、あなたが何かの試験を受けたとする。試験会場から出るときには、落ち込み、自信を失っている。感情的な推論は、試験に落ちたはずだとあなたに告げる。試験の成績は良かったかもしれないが、脳は感情から情報を得るので、試験に合格すると思えない。気分の落ち込みは、試験のストレスと疲労のせいかもしれないのに、状況の解釈に影響するのだ。

心のフィルター

わたしたちが自分や世界について何かを信じているとき、脳は周囲を見渡して、それが真実だという証拠を見つけようとする。意に反して、その信念を否定する情報が見つかると、物事は突然、予測不可能になり、脳は脅威を感じる。そこで脳はその情報を否定し、これまでの経験と一致する情報にしがみつこうとする。たとえそれが苦痛をもたらすものであっても。そういうわけで、わたしたちが落ち込み、自分はダメな人間だと思っていると、心はフィルターのような働きをして、他のことを示唆する情報をすべて却下し、自分がダメな人間だという証拠にしがみつこうとする。

たとえば、ソーシャルメディアに写真を投稿したとする。多くのフォロワーが肯定的なコメントを書き込んでくれたが、落ち込んでいるときのわたしたちが探しているのは、そういうコメントではない。それらを読み飛ばして、否定的なコメントを探す。そして見つけたら、かなりの時間を費やして、そのコメントについてじっくり考え、傷つき、さらに自信をなくす。

進化の観点から見れば、自分は弱い人間だと感じているときに脅威の兆候を探すのは理にかなっている。しかし、暗い状況から立ち直ろうとするときには、心にこのようなフィルターがかかっていることを意識する必要がある。

～すべき思考

「～すべきである」「～でなければならない」に気をつけよう。もっとも、わたしが言っているのは、コミュニティに対する健全で常識的な義務感のことではない。人を不幸の下方スパイラルに追いこむ、過剰な期待のことだ。つまり「わたしは～と感じるべきだ」「わたしはもっと～でなければならない」といった期待である。

「～すべきである」「～でなければならない」は完璧主義と強く結びついている。たとえば「絶対に失敗したくない」と思っているのに、間違ったり挫折したりすると、感情のジェットコースターに乗って、激しく揺れ動く気分と格闘することになる。成功を目指して努力しながら、その過程での失敗を受け入れることもできるはずだ。しかし、非現実的な目標を掲げると、それにとらわれて身動きがとれなくなる。その目標を達成できそうにないと思うたびに苦しむことになる。

「〜すべきである」「〜でなければならない」には気をつけよう。とりわけ、気分の落ち込みと格闘しているときに、ベストの状態のときと同じことを自分に期待するのは、現実的でもなければ、有益でもない。

全か無かの思考

「白か黒かの思考」とも呼ばれるこのバイアスも、そのままにしておくと気分をさらに落ち込ませる。これは絶対的な、あるいは極端な思考パターンで、たとえば、「わたしは成功者か、完全な敗北者かのどちらかだ」、「わたしは完璧なように見えなければ、醜い」、「間違いを犯すくらいなら、そもそも取り組むべきではない」といったものだ。このような極端な思考パターンにはグレーゾーンを受け入れる余地がない。グレーゾーンの方が、往々にして現実に近いのだが。この思考パターンは感情の激しい反応を導き、あらゆるハードルを高くする。もし、ある試験に落ちることを人間としての欠陥と捉えるのであれば、気分はいっそう落ち込み、そこから立ち直るのはいっそう難しくなるだろう。

落ち込んでいるときには、このような極端な考え方をしがちだ。そうなるのは、脳が誤解しているわけでも、機能不全に陥っているわけでもないことを覚えておこう。ストレスにさらされると、世界は確実で予測可能だ、と思いたいがために、思考は「全か無か」に偏りや

思考バイアス	その内容	例
心の読みすぎ	他人の考えや感情について勝手な思い込みをする	「彼女が連絡をくれないのは、わたしを嫌っているからだ」
過度の一般化	限られたできごとがすべてを表しているように思い込む	「試験に失敗した。わたしの将来は台無しだ」
自己中心的な考え方	他者も自分と同じ見解や価値観を持っていると決めてかかり、そのレンズを通して他者の行動を歪めて解釈する	「わたしは彼のように遅刻したりしない。彼はわたしのことを気にかけていないのだ」
感情的な推論	自分はそう感じるから、それが事実に違いないと思い込む	「わたしはわが子への罪悪感を覚える。だから悪い親だ」
心のフィルター	自分の思い込みを裏づける証拠を見つけようとする	「わたしが投稿した写真は、下手だから批判された」
〜すべき思考	毎日が失敗の連続のように思える無情で非現実的な期待	「わたしはいつも完璧に見えなければならない」
全か無かの思考	絶対的あるいは極端な思考パターン	「満点を取らなければ、わたしは落伍者だ」

図4：思考バイアスの例

すい。そのようなときこそ、物事を論理的に考え、さまざまな側面を比較検討し、より多くの情報に基づいて判断を下さなければならない。

思考バイアスに気づく練習を

前項では、気分を落ち込ませる一般的な思考バイアスのいくつかについて学んだ。では、次はどうすればいいだろうか。ネガティブな考えが浮かぶのを止めることはできないが、それにどんなバイアスがかかっているのかを知り、自分の反応をコントロールすることはできる。**今抱いている考えが、多くの考えの一つにすぎないことを知ると、他の考えに心を開くことができる。**そうなれば、最初に抱いた考えに感情を支配されにくくなる。

思考バイアスに対処するには、まず、思考バイアスが現れたときにそれに気づく必要がある。一歩下がって、偏りを見抜くことができなければ、それが現実を正しく反映しているように思えてしまう。そうなると、思考バイアスは気分の落ち込みを助長し、次の行動にも影響する。

思考バイアスに気づくのは、当たり前で簡単なことのように思えるが、必ずしもそうではない。思考バイアスが起きているときには、その思考の他にも、感情、身体的感覚、脳裏に浮かぶ映像、記憶、衝動の寄せ集めを同時に経験している。わたしたちは、あらゆることを自動操縦することに慣れているので、立ち止まって細部をチェックするには、練習が必要だ。ここでは、思考バイアスとその影響に気づくための方法をいくつか紹介する。

具体的な対処法

- 感情が高ぶっているときに明瞭に考えるのは難しい。感情が落ちついてから、思考を振り返るようにしよう。そうすればバイアスに気づきやすい。それを繰り返せば徐々にリアルタイムで思考バイアスに気づけるようになるだろう。
- 日記をつけよう。特定の瞬間（肯定的なものと否定的なものの両方）を選び、そのときの思考、感情、身体的感覚を区別しよう。思考を書き出したら、バイアスのリストに目を通し、バイアスがかかっていたかどうかを調べよう。
- 思考バイアスに陥っていると思えるときに、自分の思考、感情、身体的感覚を書き出そう。その際には、客観的な視点に立った表現を用いよう。たとえば、「わたしは……という考えを抱いている」とか、「わたしはこのような感覚に気づいている」というように。そうすれば、思考や感情から一歩離れて、それらを絶対的な真実ではなく、自分に押し寄せてきた経験として見ることができる。
- 自分が陥りやすい思考バイアスを、信頼できる人に打ち明けて、そのバイアスに気づいたら指摘してもらおう。もっとも、そうするには、変化し成長しようとする自分の取り組みを認め尊重し協力してくれる人との、きわめて良好な関係が必要になる。バイアスに陥っているときに指摘してもらうのは容易ではないので、実践には綿密な計画が必要だ。

- 自分の思考を俯瞰するには、マインドフルネスが助けになるだろう。毎日、決まった時間に、自分の考えに注意を向けるようにしよう。思考と距離を置いて、善し悪しを評価することなく観察できるようにする、科学的裏づけのある方法だ。

ささいなできごとを決定的瞬間にする前に

自分の考えを深く理解するには、それが考え方の一つにすぎないことを認め、あえて他の考え方をしてみる必要がある。自分の考えに思考バイアスを見つけて、ラベル付けするのはその助けになる。

これは、一度すればそれで良いというわけではなく、継続的な努力と練習が求められる。バイアスに気づかないこともあれば、バイアスに気づいて、より有益な考え方を見つけられることもあるだろう。

別の考え方を探すとき、正解を見つけようとする人もいるが、そういう意味ではない。**肝心なのは、ある考えを事実として信じてしまう前に、立ち止まって他の考えを積極的に検討**

することだ。一般的なルールとして、探すべき考え方は、よりバランスがとれていて、公平で、思いやりがあり、得られる情報をすべて考慮した考え方だ。感情に駆られると極端で偏った考え方をしがちだが、人生は往々にして複雑で、そこここにグレーゾーンがある。問題のさまざまな側面についてじっくり考えているときに、はっきりした答えが見つからなくても構わない。必要なだけ迷うことを自分に許そう。「わからない」ことに耐える力を養おう。そうすれば、最初に頭に浮かんだ考えに翻弄されなくなり、より意識的に考え抜いた選択ができるようになるだろう。

たとえば、朝食時に床一面に牛乳をこぼし、自分はなんてダメな人間だろう、何をやってもうまくいかない、と自己批判を始めたとする。この思考には、「一般化」と「全か無か」のバイアスが混在している。この二つのバイアスに気づき、ラベル付けできれば、その後に起きがちな強い感情的反応を抑制できるだろう。牛乳をこぼすのは愉快なことではないが、どの考え方を選ぶかで、数分イライラするだけですむか、それとも、一日中最低の気分で過ごすかが決まる。

本書のあらゆるアドバイスと同様に、これは言うのは簡単だが、実行は難しい。練習を積む必要があり、できるようになったからと言って無敵になれるわけではない。けれども、このアドバイスは有益で、ささいなできごとが決定的瞬間になるのを防いでくれる。

まとめ

- 思考バイアスは避けられないが、その影響に対してわたしたちは無力なわけではない。
- わたしたちは自分の信念を裏づける証拠を見つけようとしがちだ。そうでないことを示す証拠があっても、自分の信念に基づいて経験を解釈する。
- 気分の落ち込みは、脅威と喪失感と共に訪れることが多い（Gilbert, 1997）。
- ネガティブな思考バイアスにはフィードバック効果があり、その思考に焦点を当て、それが事実だと信じ続けることで、気分はさらに落ち込む。
- ネガティブな思考が導く負のスパイラルに陥らないための方法の一つは、自分がそう感じても、それが事実とは限らないことを理解することだ。
- もう一つの方策は、好奇心を持つことだ。
- 一般的な思考バイアスを理解すれば、ネガティブな思考と距離を置くことができる。さらには、それらのバイアスが現れたときに気づいて、ラベル付けできる。

03

思考に振り回されないために

思考から距離を置く

一九九四年の映画『マスク』で、主役のジム・キャリーはスタンリー・イプキスという銀行員を演じた。スタンリーは北欧神話の邪悪な神であるロキが作った木製の仮面を見つける。その仮面をかぶると、仮面はスタンリーの頭を包み込んで、心を乗っ取り、一挙手一投足を支配する。スタンリーは仮面《マスク》になるのだ。

仮面をかぶったスタンリーは、仮面のレンズを通して世界を見る。そこに他の視点が入り込む余地はない。しかし、仮面を顔からはずして手に持つと、仮面はスタンリーの気持ちや行動を操る力を失う。仮面はまだそこにあるが、ほんの少し距離を置くだけで、スタンリーはそれが単なる仮面であって自分ではないことに気づく。

気分が落ち込んでいると、思考に心を乗っ取られることがある。脳は物事がうまくいっていないことを体から感じ取り、その理由をいくつも考え始める。気がつくと、頭の中に否定的で自己批判的な考えがいくつも浮かんでいる。それらの考えを受け入れると、すでに落ち込んでいる気分がさらに落ち込む。

ポジティブ思考を奨励する自己啓発本には書かれていないが、わたしたちは頭に浮かぶ思考をコントロールできない。コントロールできるのは、思考が現れたときにどうするか、である。

思考と、その気分への影響にうまく対処するには、それらと距離を置くことが必要とされる。頭に浮かぶ思考と距離を置くのは難しそうだが、人間にはそのための強力な能力が備わっている。それは「メタ認知」と呼ばれる。

メタ認知は、思考から一歩離れて、その思考がどんなものであるかを思考する能力だ。そうすれば、思考はわたしたちを支配する力をいくらか失い、気持ちや行動に影響を及ぼしにくくなる。その結果、わたしたちは、何かに支配され振り回されていると感じることなく、その思考にどう反応するかを選択できるようになる。

メタ認知は複雑に思えるかもしれないが、簡単に言えば、頭に浮かぶ思考に気づき、それがどのように感じられるかを観察することだ。数分間立ち止まって、自分の心がどこへ向かっているかに注意を払おう。仮面をかぶったスタンリーのように一つの考えに執着するか、それとも、その考えが消えて別の考えが現れるのを待てるだろうか、と。

どのような思考も、その力の大きさは、わたしたちがそれをどれだけ信じ、どれだけ意味深いと思うかにかかっている。自分の思考プロセスを客観的に観察すると、それがどのようなものであって、どのようなものでないかが見えてくる。**思考は事実ではない。それは、意見、判断、物語、記憶、理論、解釈、未来の予測などが混ざりあったものだ。**世界の解釈の仕方について、脳がわたしたちに提示するアイデアなのだ。もっとも、脳が得られる情報は限られており、また、脳の任務の一つは、わたしたちの時間とエネルギーをできるだけ節約することなので、脳は常に、最も手っ取り早い方法で、推測や予測をする。

マインドフルネスは、思考の観察方法を練習し、心の筋肉を強化するための素晴らしいツールだ。このツールを活用すれば、自分の思考に気づき、それに執着せず、気持ちをどこに向けるかを慎重に選べるようになるだろう。

注意のスポットライトを操作する

前節では、気分の落ち込みを招きがちな一般的な思考バイアスをいくつか紹介した。自己啓発本の中には「とにかくポジティブに考えよう」と説くものもあるが、その教えの問題点は、わたしたちはどのような思考が頭に浮かぶかをコントロールできないことにある。ある考えを抱かないようにしようとした時点で、すでにそれについて考えてしまっている。さらに言えば、ポジティブ思考は現実的でもない。多くの人は人生において耐え難い苦難に直面する。そんなときに、それでもポジティブになろうとして重荷をさらに増やすようなことはしたくない。加えて、自分はポジティブになれないという気づきは、その原因は自分の性格にあるという自己批判につながりやすい。

頭が生み出す思考を書き換えることはできないが、その思考が現れたときにどう対処するかを決める力を、わたしたちは持っている。

思考に関して、「注意」は力になる。注意をスポットライトのようなものと考えよう。多くの人はそのスポットライトの向きを、それが動くにまかせている。脳は、危険や脅威を感じたら、スポットライトの主導権を握ろうとするだろう。しかし、わたしたちは意図的にスポットライトの向きを変えて、自分の経験の特定の側面に光を当てることができる。

これは思考を遮断して無視することではない。**どの思考にスポットライトを当て、クローズアップし、ボリュームを上げるかを意図的に決めることだ。**

セラピーを受けにくる人の多くは、自分が何を望んでいないかを知っている。自分の頭の中に、追い出したいと思う感情や思考があることを知っている。しかし、わたしが「どのような未来を望んでいますか」と尋ねると、彼らは少し驚く。なぜなら、そのようなことは考えたことがないからだ。辛いことは強力で、注意を引くので、わたしたちは望むことより望んでいないことにスポットライトを当てがちなのだ。

多くの人は、自分が何を望んでいるかを普段あまり考えようとしない。日々の責任を果たすので精一杯だからだ――上司に回答しなければならない、住宅ローンを支払わなければならない、子どもたちを養わなければならない、と言った具合に。やがて、現状は自分が望んでいたものではないことに気づくが、自分が本当は何を望んでいたのかがわからない。なぜなら、それについて考えたことがないからだ。

だからと言って、スポットライトを当てれば人生の諸々が明らかになるわけではないが、正しい道を進みたいのであれば、自分がどこに向かっているかに目を向ける必要がある。

注意は重要で、経験を創出するのに役立つ。どこに注意を向けるかをコントロールできるようになれば、自らの人生と気分に強い影響を与えることができる。しかし、わたしたちは忙しく、日々の責任と義務に追われている。そうした責任や義務は、過去に何千回と繰り返してきたものなので、わたしたちの優秀な脳は、自動操縦に切り替えて、ほとんどのことを自動的に行い、簡単にすませる。マインドフルネスが人気を博しているのはその反動だろう。マインドフルネスは、わたしたちに練習の機会を与えてくれる。**車を運転したい人が教習を受けるように、マインドフルネスの訓練は、心をうまく操縦するための教習なのだ。**それは時には退屈だったり、怖かったり、イライラしたりするだろう。しかし教習を重ねて、脳に神経経路を築いておけば、後でそのスキルが必要になったときに、それほど苦労せずに使えるだろう。

初めてマインドフルネスを実践するときには、誰しも戸惑うはずだ。自分がそれを正しくできているかどうかわからないし、どのように感じるべきかもわからないからだ。本節の最後では、助けになりそうな簡単なツールを紹介する。マインドフルネスの実践は、複雑である必要はない。深遠な体験である必要もない。それはジムで行うウエイトリフティングのようなものだ。もっとも、鍛えているのは心の筋肉だ。それが育つにつれて、注意をどこに集中させるかを選択する能力は高まり、気分をコントロールする能力も向上する。

今すぐ反芻《はんすう》思考を止める3つの方法

反芻思考は思考の洗濯機のようなものだ。同じ考えを何分間も何時間も何日も、ぐるぐると回し続ける。

先に述べた通り、落ち込んだ脳は、人をさらに落ち込ませる思考バイアスに焦点を合わせがちだ。そうした思考バイアスが反芻思考と結びつくと、苦悩はさらに強くなり、さらに長引く。研究により、反芻思考はうつ状態を長引かせる主な要因であることがわかっている(Watkins & Roberts, 2020)。ある思考を反芻すればするほど、人はその思考にとらわれていく。

反芻は、悲しみや落ち込みを強め、長引かせる。

先に述べた神経経路のことを覚えているだろうか？　何かをすればするほど、その神経経路は強化される。つまり、辛い考えや記憶を繰り返し思い出していると、その考えや記憶はますます頭に浮かびやすくなるのだ。こうして、わたしたちは、自ら辛い感情や悲しみを引き起こして暗い場所に落ち込んでいく、という罠にかかる。

では、反芻思考を止めるにはどうすればいいだろう。

気持ちを切り替えようとするとき、頭の中だけでそれをするのはとても難しい。多くの人が**体を動かす**ことで気持ちをうまく切り替えるのを、わたしは見てきた。自分が反芻思考の坂を滑り落ちていることに気づいたら、片手を前に突き出して「ストップ！」と言おう。そして、すぐ体を動かそう。たとえば立ち上がってその場から離れるとか、少しのあいだ別のことをする、あるいは歩き回ったり、外へ出たり、何でもいいからできることをしよう。気持ちを切り替えるのがとても難しく思えるときには、体を動かすことが助けになるのだ。

反芻思考は、自分の欠点や最悪の瞬間を何度も思い出させ、気分をひどく損なう。そうした出口の見えない状況を変える最も簡単な方法の一つは、**「もし今、最高の状態だったら、わたしは何をするだろう？」と問う**ことだ。落ち込んで、暗い気持ちで過ごしている人は、絶好調のときにやっていることを、する気にはなれないだろう。けれども、その状況を思い描くことはできるはずだ。もしわたしが、座り込んで自分の辛い経験を何時間も反芻しているのであれば、わたしは自分にそう尋ねる。答えはおそらくこうだ。「立ち上がってシャワーを浴び、気分が高揚するような音楽をかけるか、夢中になれる楽しい遊びをする」。反芻しがちな人がひとりでいると、反芻のための舞台につながる扉が開かれる。その舞台には、思考と記憶とそれに続く苦しい感情が登場し、ぐるぐると回り始める。それらを早々に舞台から追い出す最強のツールになるのは、**人とのつながり**だ。友人やセラピストは話を丁寧に聞いてくれるだろう。けれども彼らが助けになる本当の理由は、鏡を掲げてわたしたちの心を映し出してくれるからだ。おかげで、わたしたちは自己認識力が高まり、反芻をやめて自分の幸せに役立つことができるようになる。

■注意の練習1：マインドフルネス

マインドフルネスとは今このときに心を集中させることであり、いつでもどこでも実践できる。頭に浮かぶ考えや感情、身体的感覚に注意を払い、批判したり目をそらしたりせず、それらをあるがままに受け入れるのだ。マインドフルネスを実践すると即座に気分の落ち込みが解消されたり、直面している問題が解決したりするわけではないが、経験の細部に意識を向けることで、自分の反応を注意深く選べるようになる。とは言え、やり方がわからないと、マインドフルネスの状態になるのは難しいだろう。瞑想は、心を鍛えるジムのようなもので、マインドフルネスのスキルを練習する場を提供してくれる。

やり方

初めてマインドフルネスを実践する人は、ガイド付きの瞑想から始めるといいだろう。インターネット上にたくさん載っていて、わたしもユーチューブでいくつか紹介している。やり方はたくさんあり、それぞれ独自の伝統に基づいている。大半は、思考を明瞭にすることを目的としている。いくつかの方法を試し、自分に一番合うものを見つけよう。

■注意の練習2：感謝の習慣

感謝することは、注意を向けることに慣れるための、もう一つの簡単な方法だ。小さなノートを見つけて、一日に一回、感謝していることを三つ書き出そう。最愛の人の存在というような大きなことでもいいし、仕事を始めるときに飲んだコーヒーがおいしかった、というような小さなことでもいい。あまりに簡単で、効果があると思えないかもしれないが、感謝するたびに、脳は心を明るくするものに注意を向ける練習をする。練習すればするほど、他の状況でも楽にそうできるようになる。

ツール

感謝の書き出し：注意の方向を選ぶ

- ありがたいと思っていることを三つ書き出そう。人生における重要な側面についてでもいいし、その日に起きたささいなことでもいい。重要なのは、その三つに何を選ぶかではなく、意識的に、感謝に注意を向けることだ。
- 数分間、それらのことをじっくりと考え、感謝に注意を向けることで生じる感覚や感情を感じよう。
- これを一回行うだけでも効果がある。毎日行えば、心の筋肉を鍛えて、注意を向ける方向を選べるようになり、多大な効果を感じられるだろう。

まとめ

- 頭に浮かぶ考えはコントロールできないが、注意を向ける場所を選ぶことはできる。

- 何かについて考えないようにすると、逆に、それについてもっと考えてしまいがちだ。
- 頭に浮かぶ思考をすべて受け入れつつ、どの思考に時間と注意を注ぐかを選択することで、感情に大きな影響を与えることができる。
- 注意を向けることは一つのスキルであり、マインドフルネスと感謝の習慣によって訓練できる。
- 面前の問題に集中することも大切だが、どの方向に進みたいか、どんな気持ちになりたいか、どんな行動を取りたいかに注意を向けることも大切だ。
- 思考は事実ではない。それは、脳が、わたしたちに世界を理解させるために提示した一つのアイデアにすぎない。
- 思考の力の強さは、わたしたちがそれをどこまで真実と思うかにかかっている。
- 思考から力を奪うには、まずその思考から一歩離れて、それが本当はどんなものであるかを思考（メタ認知）するとよい。

04

調子が悪い日の乗り越え方

落ち込んでいると、気分が良いときならすぐできる決断が、難しく思えることがある。病気で休むと会社に電話を入れようか、それとも我慢して出社しようか。友人に電話しようか、気分が晴れてからにしようか。健康的なものを食べようか、それともおいしいものを食べようか。

落ち込んでいると、自分をさらに落ち込ませるとわかっていることをしなければいけない気分になる。一方で、自分のプラスになるとわかっていることをする気になれない。最善の決定は何だろうと思い悩み、それができない自分を責める。そうなるのは完璧主義のせいだ。完璧主義は、意思決定のプロセスを働かなくさせる。なぜなら、どのような決定にも、不確実な部分があり、何を選択しても、いくらかマイナス面があるからだ。

したがって、落ち込んでいるときには、完璧な決断ではなく、より良い決断を下すことを

目指そう。より良い決断は、わたしたちを望む方向に進ませてくれる。もっとも、その歩みはゆっくりでいい。

どれほど小さくてもいいから、決断し続けることが肝心だ。危機的な状況にあっても、決断し、動かなければならない。闇に包まれた深い水の底にいて、どちらへ行けば助かるのかがわからなくても、とにかく方向を決めて動き出さなければ、いつまでたっても水面から顔を出すことはできない。**落ち込んだ気分は、わたしたちが何もしないことを望む。だから、小さくても何か前向きなことをすれば、望む方向に向かう健全な一歩になる。**

落ち込んでいるときの意思決定が難しいのは、わたしたちが往々にして感情と期待に基づいて意思決定しようとするからだ。そうではなく、個人的な意義や目的、価値観に基づいて意思決定するようにしよう。落ち込んでいるときには特に、健康に関する価値観に焦点を当てよう。心身の健康に関して、自分にとって何が重要か。その価値観に沿って、どのような日常生活を送りたいか。現在、どのくらいそのような生活ができているか。理想とする健康的な生活に向かうために、今日、何ができるだろうか。

小さな目標を実行する

落ち込んでいて、日々の小さな仕事さえ大変だと感じられるときには、手が届きそうにない大きな目標を立てないようにしよう。日々実行できる小さな目標を一つ選び、それを実行することを自分に誓おう。そのような小さな変化は、すぐ劇的な成果につながるわけではないので、最初はばかばかしく思えるかもしれない。けれども、何かを日々の生活に組み込み、積み重ねていけば、やがてそれは習慣になる。つまり、小さな目標を実行することで、新たな習慣につながる道を築くことができるのだ。だから、目標は小さいままにして、それを実行し続けよう。ゆるやかな変化は、持続可能な変化だ。

大切な人を思いやるように

落ち込みについて話すとき、人は往々にして自分を非難し、批判する。落ち込みは、自己批判や自己非難を強めるのだ。「自分に厳しくしてはいけない」と人に言うのは簡単だが、自分にそう言っても効果はないだろう。自己批判が頭に浮かぶのを止めることはできない。しかし、それに気づいて、気持ちや行動への影響を弱めることはできる。それには思考バイアスへの対処法と同じく、距離を置いて客観視することが有益だ。そうすれば、自己批判が事実ではなく、感情に誘導されたものであることがわかるだろう。

心から愛している人たちのことを思い浮かべよう。次に、彼らが自己批判しているところを想像しよう。それを見て、どう思うだろう。勇気を奮い起こして彼ら自身の真の姿を見てほしいと思うだろうか。どのように彼ら自身に語りかけてほしいと思うだろうか。

このタスクは心の深部にある思いやりにアクセスすることを助ける。それはわたしたちが他者には見せるが、自分には見せようとしない感情だ。

自分を思いやることは、自分を甘やかすことではない。それは、わたしたちが最も必要とする声であり、いっそう落ち込ませるのではなく、立ち直らせてくれる。励ましたい、支えたい、という気持ちに満ちた誠実で優しい声だ。わたしたちを育て、立ち直らせ、わたしたちの目をまっすぐ見て、戻ってきて次の挑戦をしなさい、と告げる。親であり、コーチであり、自分専属のチアリーダーだ。一流のスポーツ選手が、支えてくれる人を試合中にそばに置くことには、もっともな理由がある。彼らは言葉の威力をよく知っているのだ。ボクシングのリングでも、テニスコートでも、職場の会議でも、試験会場でも、それは同じだ。

したがって、愛する人を元気づけたり励ましたりするように、自分にも暖かな言葉をかけてあげよう。それは気分をコントロールするための強力なツールなのだ。

どんな気持ちに「なりたい」か？

落ち込みに対処しようとすると、考えたり感じたりしたくない
ことにばかり、目を向けがちになる。嫌なことから遠ざかりたいのであれば、自分が行きたい場所に目を向ける方がよ

い。

ツール

「なりたい」感情の分析：できることを見つける

まず、本書の350ページに載せたクロスセクション分析図に記入していこう。次ページの図5はその一例だ。

気分の落ち込みの原因になっている考えや行動を分析したら、次は気分が良いときの分析図（351ページ）を埋めていこう。今回は感情の欄から始めて、日々そう感じていたいと思う感情を書き込んでいこう。65ページの図6はその一例だ。

自分の身体的感覚、思考、そして行動のすべてが、気分に影響していることを理解したら、以下の助言を参考にして、分析図の残りの部分を埋めていこう。

- 以前、そのように感じたとき、何に注意を向けていたか？
- そう感じるために、自分の考え／独り言は、自分にどのように語りかけるべきだろうか？
- 以前、そのように感じたとき、どのような行動をとっていただろうか。普段より

クロスセクション分析（気分が良くないとき）

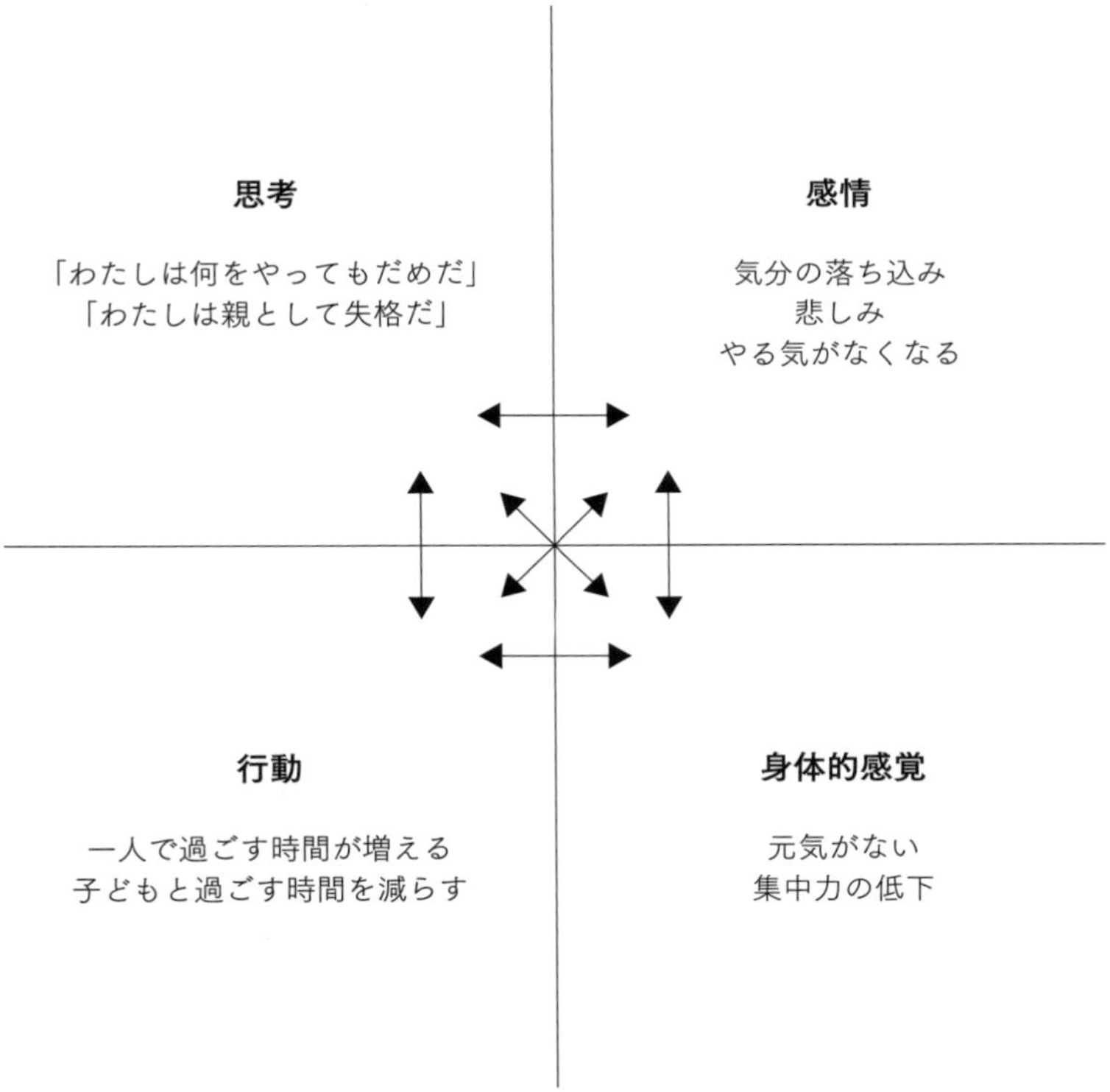
思考
「わたしは何をやってもだめだ」
「わたしは親として失格だ」
感情
気分の落ち込み
悲しみ
やる気がなくなる
行動
一人で過ごす時間が増える
子どもと過ごす時間を減らす
身体的感覚
元気がない
集中力の低下

図5：気分の落ち込みの典型

何を多く行い、何を少なく行ったか？
- そう感じるために、自分の体をどのように扱うべきだろうか？
- 最高の気分のとき、どのような思考が頭に浮かんだか？
- 自分は何に注意を向けがちだろうか。そのとき、内なる声は何を語るだろうか？

この図を利用して、過去に何が良い効果をもたらしたか、何に注意を払い、日々の生活をどう変えればよいかを検討しよう。何が良い効果をもたらすかを、時間をかけて調べよう。

試してみよう

本書を閉じたときに奇跡が起きて、自分を苦しめていた問題がすっかり解決したと仮定して、次の質問に答えよう。
- 問題が解決したという最初の兆候は何か？
- そうなったら、何のやり方を変えるか？
- 何に対してイエスと言うか？

クロスセクション分析（気分が良いとき）

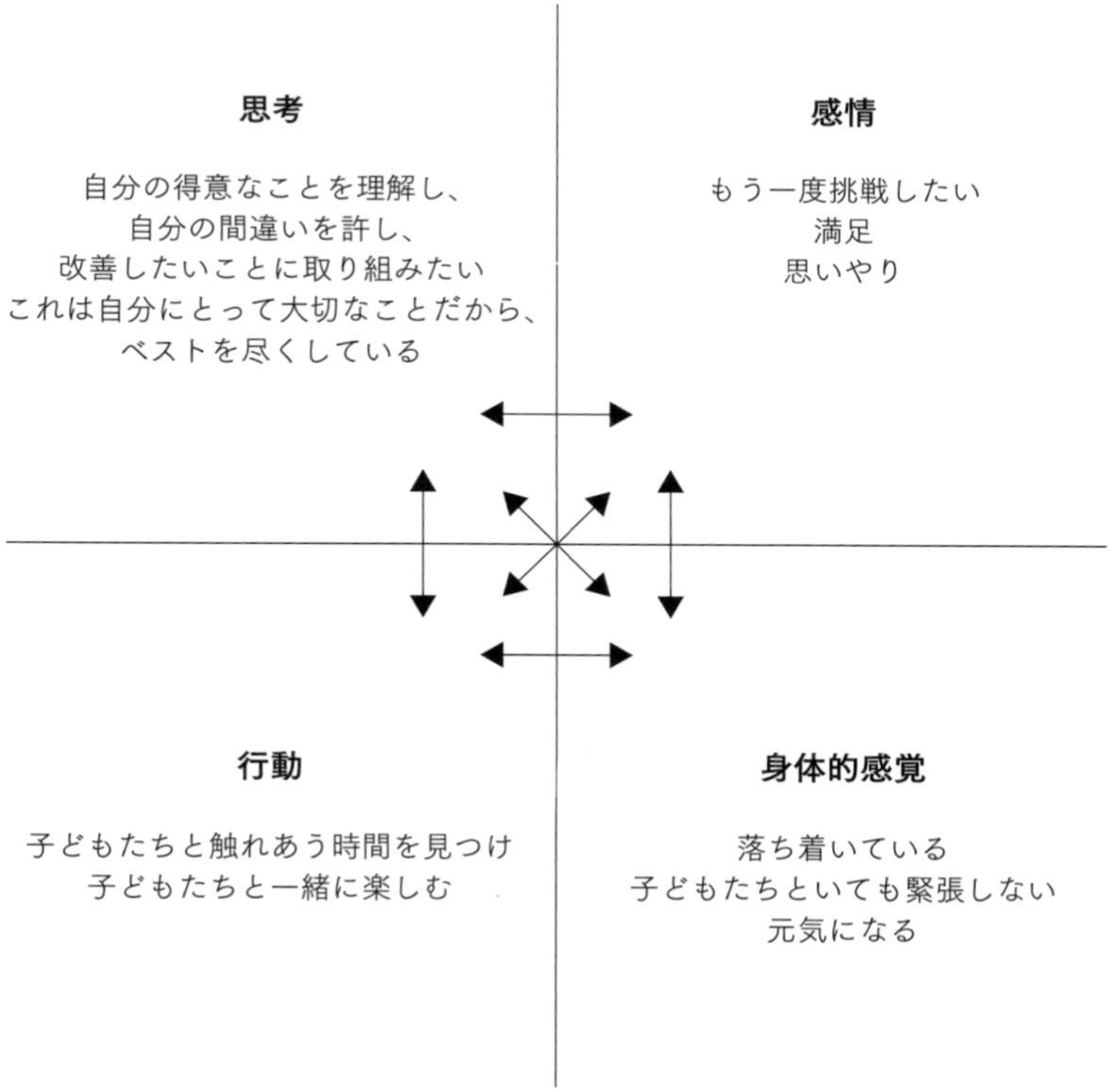
思考
自分の得意なことを理解し、
自分の間違いを許し、
改善したいことに取り組みたい
これは自分にとって大切なことだから、
ベストを尽くしている
感情
もう一度挑戦したい
満足
思いやり
行動
子どもたちと触れあう時間を見つけ
子どもたちと一緒に楽しむ
身体的感覚
落ち着いている
子どもたちといても緊張しない
元気になる

図6：「気分が良い日」の一例。どのように感じ、行動し、考えているか？

- 何に対してノーと言うか？
- 何にエネルギーを注ぎ、注意を向けるか？
- 何をもっと多く行い、何をできるだけしなくなるか？
- 人との関わり方をどのように変えるか？
- 人生の構成をどのように変えるか？
- 自分にどのような言葉をかけるか？
- 何を手放すか？

時間をかけて、これらの問いの答えを掘り下げ、問題が解決したら日々の生活に起きるはずの変化を細部まで明らかにしよう。これは、進むべき道のビジョンを描くのに最適なエクササイズだ。また、問題は解決していなくても、今、何らかの変化を起こせば、人生がどう好転するかを想像するのに役立つはずだ。

何をどう行うかは、体と脳にフィードバックして気分に影響する。問題が解決していなくても、自分にとって重要なものと、理想とする生き方に焦点を向け直すと、気分は大きく変わるだろう。このテクニックは、問題から解決策へと焦点を移し、自分が目指す地平を見定めることを可能にする。

まとめ

- 完璧主義は、意思決定を麻痺させる。完璧な決断ではなく、より良い決断を目指そう。「十分良い」は、人を本物の変化へ向かわせる。気分を向上させるには、意思決定と行動が欠かせない。
- 変化は、小さく、継続できるものにしよう。
- 落ち込んでいる人をわたしたちが思いやるのは、相手がそれを必要としていることを知っているからだ。自分自身が気分やメンタルヘルスの問題を抱えているのであれば、自分を思いやるようにしよう。
- 自分が抱える問題を理解したら、解決策に目を向け、目指すべき地平を見定めよう。

05

基本的なことが、実はすごく大切

世界最強のサッカーチームが、ディフェンダーがひとりもいない状態で試合をしたとしよう。それまでまったく脅威でなかった相手チームの勝つ見込みがはるかに高くなる。ディフェンダーはストライカーほど派手なポジションではないので、その貢献は過小評価されがちだが、実は非常に重要な存在なのだ。

わたしたちは、往々にして日常生活を疎《おろそ》かにする。母親から「早く寝なさい」とか、「野菜を食べなさい」などと言われても、うんざりした顔つきで「わかってるよ、ママ」と言うだけだ。しかし、ディフェンダーのたとえが示す通り、わたしたちは何かを失うまでその重要性に気づかない。**落ち込んでいるときに最初に手を抜くのは日常生活だ。**友人と疎遠になり、コーヒーをがぶ飲みし、眠れなくなり、運動もしなくなる。すると、どんな変化が起きるだろう。それはディフェンダーを一人ずつ退場させて、ゴールをガラ空きにするようなものだ。

日常生活は華やかではない。それを大切にしても、あらゆる問題が解決するわけでもない。けれども日常生活は、健康を守る銀行に預けた現金のようなものだ。苦境に陥ったとき、それは防御策となってわたしたちを支え、わたしたちが倒れたら、引っ張り起こしてくれる。

もっとも、日常生活のすべてを完璧にこなす必要はない。そもそも、誰もが賛同する完璧な食事法はないし、人との付きあい方にも最適な量や形はない。それらは完璧に成し遂げるべき目標ではなく、人生の土台なのだ。試合を続けるにはディフェンダーの存在が欠かせないが、ディフェンスが崩れても、それは欠点や失敗を示しているわけではない。ほとんどの場合、人生は思い通りにならないことを示しているだけだ。たとえば、新米の親は、赤ん坊が泣くために睡眠不足になりがちだ。赤ん坊の夜泣きをコントロールすることはできないが、自分の食事に気を配り、友人や家族とよく連絡を取るようにすれば、その時期をうまく乗り越えられるだろう。

自分にとって何がディフェンダーなのかがわかれば、それらに継続的に注意を払うようになる。定期的にチェックし、向上させたり強化したりする方法を探すようにもなるだろう。

ここまで読んで、「そんなことはもう知っている」と思って、読み飛ばしたくなったのであれば、いっそう、この先を読むべきだ。わたしたちはディフェンダーの力を過小評価し、ストレスにさらされたり気分が落ち込んだりすると、最初にディフェンダーを手放してしま

考えられていたより広範に及ぶことが明らかになった。近年では、その効果がかつてう。しかし科学は、ディフェンダーの重要性を裏づけている。

運動

気分の落ち込みが軽く断続的な人にとっても、うつ病を抱えている人にとっても、運動には強い抗うつ作用がある（Schuch et al., 2016）。抗うつ剤を服用している人は、運動を取り入れると、より良い結果につながる（Mura et al., 2014）。

運動すると、ドーパミンの血中濃度が高まり、脳内のドーパミン受容体も増える（Olsen, 2011）。つまり、**運動すると、日々の生活において喜びを感じる能力が高まる**のだ（McGonigal, 2019）。したがって、自分が楽しめる運動が見つかると、運動をしている間、楽しめるだけでなく、人生のあらゆる場面で喜びを見出す感度が高まる。

残念ながら、昔から運動には、「外見を変えるための辛いプロセス」というイメージがある。体型を整えるために苦しさに耐えるというのが、運動に関する会話の主な内容だ。多くの人が運動は自分に向いていないと考えるのも無理はない。

運動が感情に影響することは長く語られなかったが、新型コロナウイルスによるパンデミックが続く中、多くの人が自然の中で体を動かすことの楽しさを再発見した。長い時間を室内で過ごすことを余儀なくされたため、毎日の散歩の効果がより顕著になったのだ。室内のランニングマシーンで走るのではなく、戸外の自然の中で運動することの心理的効果が、科学によって証明されつつある。ある研究では、認知行動療法（ＣＢＴ）を受けているうつ病患者のうち、森の中でセラピーを受けたグループは、病院内で同じセラピーを受けたグループに比べて、寛解率が六一パーセントも高かった（Kim et al., 2009）。

激しい運動はとても考えられないという人の場合、ヨガのゆっくりとした動きでも、気分に良い効果をもたらし、心と体を早く落ち着かせることができる（Josefsson et al., 2013）。

運動を生活に取り入れるために、ウルトラマラソンを始めたり、高級ジムでウエイトリフティングをしたりする必要はない。むしろ、小さなことから始める方がいい。家から出なくても、できることはある。好きな音楽をかけて、ちょっと息が切れるまでダンスするだけでもいい。ささやかでも喜びを感じられるものを選べば、はるかに継続しやすい。一度だけ運動しても何も変わらないが、続けられる運動を少しずつ増やしていくと、やがて人生は劇的に変わるだろう。

運動は気分を少々高揚させるだけではなく、心と体に数え切れないほど良い影響を及ぼす。もっとも、それは運動に限らない。楽しく有意義に思える身体活動を増やし、自分がどう感じるかを観察しよう。

■睡眠

睡眠を奪われると、体も心も病気にかかりやすくなる。もっとも、睡眠とメンタルヘルスは双方向に作用する。ストレス、落ち込み、不安などのせいで、メンタルヘルスが損なわれると、睡眠が乱れがちになる。いずれにしても、**睡眠が足りないとほぼ確実に、気分が落ち込み、立ち直る自信が失われる。**そして、何をするのも一〇倍難しく感じられる。睡眠は生活のあらゆる側面に多大な影響を及ぼすので、良い睡眠をとれていないと思うのであれば、それを改善するために、時間と労力を費やす価値は十分にある。

長く不眠症に悩まされている人には、専門家に相談することを強くお勧めするが、単に睡眠時間や睡眠の質の改善に取り組みたい人は、これから挙げるアドバイスを参考にしてほしい。完璧を目指すわけではないので、このリストの項目をすべて実践する必要はない。思いがけないことが原因となって、健康的な睡眠をとれなくなることもある。たとえば、シフト制の勤務、長距離の移動、幼い子どもの存在、遅くまで起きてコンピュータゲームをする習慣等々。睡眠不足の原因を調べて、軌道修正しよう。

- 激しい運動は早い時間に行い、夜はくつろぐようにしよう。

・寝る前に温かいお風呂につかると、睡眠に最適な体温になる。
・朝起きて三〇分以内に日光をたっぷり浴びよう。睡眠パターンを整えるサーカディアン・リズム（体内時計）は、光を浴びることで調節される。室内の照明でもよいが、曇っていても、屋外で日光を浴びるのがベストだ。日中も、できるだけ長く外で過ごすようにしよう。
・日没後は、照明を控えめにしよう。画面《スクリーン》について言えば、ライトの色ではなく明るさが睡眠に強く影響することが、研究によって示されている。夕方以降は画面の明るさを落とし、できるだけ早い時間に電源を切ろう。
・日中に、心配ごとに取り組む時間を設けよう。その時間に決断を下し、計画を立て、やるべきことを片付けよう。良い睡眠を取れるかどうかは、日中の行動によって決まる。日中に問題を無視したり、問題から逃げたりしていると、夜になって眠ろうとするときに、その問題が頭に浮かび、睡眠を妨げる。机の上も頭の中も可能な限りすっきりさせよう。
・夜になって枕に頭を載せると途端に脳が心配し始める人は、心配ごとリストを作ろう。ベッドサイドにペンと紙を用意し、心配ごとが頭に浮かんだら書き留めよう。ほんの数文字か箇条書きで十分だ。他の心配ごとが頭に浮かんだら同じように書き留めよう。このリストは、翌日のやることリストになる。明日、時間を作ってそれらに取り組むことを自分に約束しよう。そうすれば、心配ごとを手放して、眠ることに集中できる。

- 睡眠は強制できない。眠ると決めたら眠れるというわけではないのだ。睡眠は、体と心が安心して落ち着ける環境が整ったときに自然に訪れる。眠ることに集中するのではなく、リラックスし、休み、心を穏やかにすることに集中しよう。そして後は脳にまかせよう。
- 午後の遅い時間や夜にカフェインを摂らないようにしよう。若者向けに宣伝されているエナジードリンクの多くはカフェインを過剰に含み、睡眠を妨げ、不安症を引き起こす恐れがある。
- 寝る前に食べすぎたり飲みすぎたりするのは、よいことではない。特に、精白糖を多く含むボリュームたっぷりの食事は避けよう。ストレスレベルを急上昇させるものはすべて寝つきを悪くし、眠りを浅くする。

栄養

精神の健康と肉体の健康は、バスケットに編み込まれた籐づるのようなもので、一方が動けば、もう一方も動く。近年、科学がそれを強く裏づけるようになった。**どのような栄養を脳に与えるかが、どのように感じるかに影響する。**

栄養状態を良くすると抑うつの症状が大幅に改善することから（Jacka et al., 2017）、健康的な食事を摂ると、加齢に伴ううつ病を予防できることまで（Sanchez-Villegas et al., 2013）、科学的に証明されている。

気分は多くの要因に影響されるので、気分の問題にあらゆる側面から取り組むことは、理にかなっている。ほとんどの人はより良い栄養摂取の方法をいくつか知っているだろう。メンタルヘルスと食事の関連については世界中で研究されているが、メンタルヘルスを守るための唯一正しい食事法は見つかっていない。伝統的な地中海料理がメンタルヘルスに良い効果をもたらすという証拠は多く、信用できるが、ノルウェー料理、日本料理、アングロサクソン料理など、他の多くの伝統食も、うつ病になるリスクを下げることが示されている（Jacka, 2019）。それらの料理に共通する特徴は、自然のままのホールフード、健康的な油脂、全粒粉を含むことだ。

食をめぐっては多くの偽情報が出回っているので、本書の巻末で信頼できる参考文献を紹介しよう。何を食べるにしても、良好な栄養摂取を優先すること（そして、必要であれば、それがどういう食事かを自ら学ぶこと）は、気分の落ち込みに対処し、メンタルヘルスを改善するための素晴らしいアイデアだ。

だが、先に述べた通り、一夜にして人生を大きく変えることはできない。栄養摂取に関しても、継続が大切だ。「栄養摂取を改善するために、今日から始められる小さな変化は何だろう？」と自問し、それを毎日続けよう。

日課《ルーティン》

日課も、メンタルヘルスと回復力《レジリエンス》を高めるための強力なディフェンダーになる。パンデミックが多くの人の日課をひっくり返すまで、日課が幸福感に及ぼす影響は、過小評価されていた。

繰り返しと予見可能性は安心感をもたらすが、人間は変化と冒険も求める。そのため、わたしたちは日課を持つことを好みつつ、時には、——できれば楽しいこと、有意義なこと、刺激的なことをして——日課を破ろうとする。

気分がすぐれないとき、日課は重荷になる。仕事上の重責を忘れようとして、遅くまで起きてテレビを見るかもしれない。すると、朝起きるのがつらくなり、朝のエクササイズという日課を休んでしまう。

あるいは一時期、仕事を休んでいるうちに昼寝する習慣がつき、夜、寝つきが悪くなるかもしれない。仕事を休むと、社会的交流の量も変わる。何日も外出せず、シャワーを浴びる理由や、さらには朝起きる理由まで見つけにくくなる。食欲はあっても、元気がなくなり、昼間はコーヒーばかり飲んで過ごす……このように、日課に起きた変化は連鎖的な変化をもたらす。

一見ささいに思えるひとつひとつの日課が重要なのは、それらが全体としてわたしたちの経験を作っているからだ。たとえば水の入った背の高いグラスに、コーディアル（濃縮ドリンク）を一滴加えても、わたしたちはその違いにほとんど気づかないだろう。さらに数滴加えれば、水の色が変わり始める。時間をかけて十分な量を加えたら、水の色と味はすっかり変わる。つまり、一滴一滴は、わたしたちの気分を変えるほどではないとしても、それぞれが重要なのだ。

と言っても、完璧な日課は存在しない。自分の環境の中で最善と思える予見可能性と冒険のバランスを確立しよう。そのバランスが崩れたときに、すぐ気づいて軌道修正すれば、正しい方向へ大きく一歩進むことができる。

人とのつながり

自分の体と心に気を配るのは重要だが、良質な人間関係は、生涯を通じてメンタルヘルスを良好に保つための最強のツールの一つだ（Waldinger & Schulz, 2010）。

人間関係がうまくいかないと、気分と心が壊滅的なダメージを受ける恐れがある。これは逆の方向にも働き、気分の悪化が人間関係にダメージを与えることもある。落ち込んでいると、周囲の人々とのつながりが失われたように感じたり、深い孤独を感じたりしがちだからだ。

そんなときには、人と会うことを考えただけで気疲れし、耐え難い気分になる。これは落ち込みが仕掛けた罠で、耳元で「逃げろ、隠れろ、気分が良くなるまで誰にも会うな」と囁く。そこで、気分が良くなるのを待つ。しかし、少しの間、一人になることで元気を取り戻せる場合もあるが、一人でいるとむしろ気分は落ち込み、反芻思考と自己嫌悪の下方スパイラルに陥りやすい。

（そうしたくなくても、）**人と一緒にいて、その人たちのことを観察し、交流し、つながりを築くことは、気分を高め、頭の中から抜け出て現実の世界に戻るのに役立つ。**質の良い社会的支援は気分に良い影響をもたらすことを研究は示している（Nakahara et al., 2009）。

自分が悩んでいることを誰にも明かそうとしない人は往々にして、ベストでない自分の姿を見せると、周囲の人々にとって負担になると思い込んでいる。しかし、科学はその逆を示唆する。社会的支援は、受ける側だけでなく提供する側にも良い影響をもたらすのだ（Inagaki et al., 2012）。したがって、気分の落ち込みから這い上がろうとしてもがいているときには、自分を孤立と孤独へ押し流す激流に逆らって泳がなければならない。**人と会う気になるまで待ってはいけない。行動が先だ。**そうすれば気分は後からついてくる。人と過ごす時間が長くなればなるほど、メンタルヘルスは改善する。

人と一緒に過ごすとき、自分がどう感じているかを打ち明ける必要はない。ただ人の近くにいて、彼らを見て、微笑みかけるだけでいい。できれば、何でもいいから話せることを話そう。落ち込んでいたり、ふさいでいたりすると、人と接することに不快さや不安を覚えがちだ。自分がどう見られているかも気になるだろう。長い時間をかけて自分を批判してきたので、人も自分のことを批判していると思い込む。これがどの思考バイアスなのか、覚えているだろうか。

さまざまな思考や感情が人とつながることを妨害するが、人とのつながりは、人間に生来備わっているレジリエンスのためのメカニズムだ。もがいているときには、質の良い安全な人間関係が助けになる。それを家族や友人の中に見つけられないときには、専門家に頼ればいい。そうするうちに、自らの生活の中に新しい有意義な結びつきを見つけたり作り出したりできるだろう。

まとめ

- メンタルヘルスのディフェンダーは健康の土台になる。日々大切に育てれば、利息がついて返ってくる。

- 今日、何か一つするのであれば、運動をしよう。楽しめる運動を選べば、継続しやすい。
- 睡眠とメンタルヘルスは双方向に作用する。睡眠を優先すると、メンタルヘルスに役立ち、昼間の行動を改善すると、睡眠に良い影響がある。
- 脳に与える栄養は感情に影響する。伝統的な地中海料理、日本料理、ノルウェー料理は、メンタルヘルスに良い効果がある。
- 人とつながることは、ストレスに対抗するための強力なツールだ。それは体と心を変える。

第2章

やる気が出ないとき

On Motivation

06

やる気について、まず知っておきたいこと

人生をうまく生きるためのスキルを集めて道具箱《ツールボックス》を作るとき、わたしたちはモチベーションをスキルの一つと見なしがちだ。しかしモチベーションはスキルではない。また、モチベーションは、生まれつき備わっているものではない。

多くの人は、何をすべきかがわかっていても、すぐやる気にはなれない。しばらくたっても、やる気になれない。時には目標に向かって意欲的になり、物事が正しい方向に進み始めるが、数日後にはその気持ちは薄れ、振り出しに戻ってしまう。

モチベーションが上がったり下がったりするのはシステムの欠陥ではない。それは人間であることの一部だ。感情と同じくモチベーションは現れては消えるものであり、常に心の中にあるとは限らない。このことは、わたしたちの夢や目標にとってどういう意味を持つのだろうか。

脳は常に体で起きていることに注意を払っている。心拍数や呼吸や筋肉に何が起きているかを察知し、そうした情報に反応して、目の前のタスクにどれだけのエネルギーを費やせばいいかを判断しているのだ。そうであれば、わたしたちは自分が思う以上に、感情に対して影響力を持っていることになる。行動の変化は脳の活動に影響し、ひいては感情に影響する。この連鎖を利用すればよいのだ。

「めんどくさい」という感情に対処する方法は主に二つある。

- **モチベーションとエネルギーを育てる方法を学び、それらがより頻繁に現れるようにする。**
- **モチベーションが湧かないときでも、努めて自分のためになる行動をする。少々気が進まなくても、するべきことをする能力を身につける。**

先延ばしとアンヘドニア（快感消失）

ここで、「先延ばし」と「アンヘドニア（快感消失）」の違いをはっきりさせておこう。先延ばしは、誰もがすることだ。何かを先延ばしにするのは、それがストレス反応や嫌な気分を引き起こすからだ。わたしはソーシャルメディア用に数百本の教育ビデオを作っているが、テーマによっては、なかなか取り組めないこともある。他の仕事ならもっと生産的にこなせるのに、と自分に言い訳しながら、先延ばしにしてしまう。そのビデオを作るのが難しい、あるいは不快だと感じられるからだ。

アンヘドニアはそれとは違う。アンヘドニアは、以前は楽しめたことを楽しめなくなることで、うつ病を含む多くのメンタルヘルスの問題と関連がある。アンヘドニアでは、何事についても、それに取り組む価値があるだろうかと思うようになる。以前は楽しめたことが、無意味に思えてくる。そのため、やれば気分が上がるかもしれないことを、やろうとしなくなる。

自分にとって重要なことや意義があることを避け始めたとき、自然な反応は、またやりたくなるまで待つことだ。エネルギーが湧くまで、やる気が出るまで、心の準備が整うまで、待ち続ける。しかし、やる気は自然に生じるものではなく、行動によって生じさせる必要がある。**何もしないでいると、心は燃料切れになり、無気力や「めんどくさい」という気持ちがいっそう強くなる。**モチベーションは行動の副産物であり、ジムに向かうときではなく、ジムから戻るときに湧き上がってくる。それは、わたしたちが何かを始め、脳と体がその挑戦を後押しするときに湧き上がってくる、エネルギッシュで勢いのある感情なのだ。そして、さまざまな要因によって、一瞬で消えることもあれば、かなり長続きすることもある。

したがって、気分が落ち込み、「何をする気にもなれない」と思っていても、何かを始めることで、自分の中に生物学的・感情的変化を起こすことができる。好きな音楽をかけたり、何か一つトレーニングを始めたりすれば、すべての問題が解決して人生が変わるわけではないが、それをきっかけとして一連の変化が起こり、向かう方向が変わる。したいと思っていることを始めれば、脳が刺激され、喜びやモチベーションが湧きやすくなるのだ。

うつ病を患う人や、その影響でアンヘドニアを患う人の場合、喜びやモチベーションを取り戻すには時間がかかり、気分の浮き沈みが激しい状態が長く続くこともある。その間は、たとえ気分が乗らなくても、自分にとって大切なことをコツコツとこなしていこう。そうすればやがて、以前のような楽しさを感じられるようになるだろう。

まとめ

- モチベーションは生まれつき備わっているものではない。
- エネルギッシュなモチベーションは、心の中に常にあるとは限らない。
- 「めんどくさい」という感情に負けないために、少々気分が乗らなくても自分にとって重要なことをする能力を育てよう。
- 先延ばしは、ストレスや不快感の回避であることが多い。

- アンヘドニアとは、以前は楽しめたことを楽しめなくなる状態だ。往々にして、気分の落ち込みやうつ病と関連がある。
- 自分にとって重要で、健康のためになることは、やる気が出てくるのを待っていないで、やり始めよう。

07

モチベーションの育て方

モチベーションは何かをする理由ではない。わたしたちはしばしば、変動する熱意や意欲をモチベーションと呼ぶ。ある行動はモチベーションを育み、別の行動はそれをしぼませる。わたしたちは何をしたときに、モチベーションやエネルギーを感じるだろうか？

科学は多くの人に効果があることを教えてくれる。しかし、自分の人生をじっくり見つめることで得られる詳細な情報は、もっと重要だ。自分が気づいていないことは変えられない。したがって、自分が取り組もうとしていることを、時間をかけて観察し、記録するのは非常に重要であり、そうすれば、モチベーションをより頻繁に感じられるようになるだろう。

本節ではモチベーションを上げるものを、いくつか紹介しよう。

体を動かす

モチベーションは、脳の特定の場所から湧き上がるわけではなく、性格に備わっているものでもない。また、自分を動かすために欠かせないツールでもない。多くの場合、モチベーションは体を動かすことによって湧き上がってくる。

しかし、運動しようというモチベーションが湧かないときは、どうすればいいだろう？運動を日常生活の一部として持続させるカギは、**モチベーションが低くても始められる運動を見つける**ことだ。わずかな運動でも何もしないよりましで、通常の運動量を少しでも超える運動は意志の力を大いに高めることが、研究によってわかっている（Barton & Pretty, 2010）。気楽にできて、喜びを感じられる運動を見つけよう。退屈な義務ではなく、貴重な時間を過ごしていると感じられるものを探そう。加えて、友達との付きあいや、良い音楽など、楽しみに思える要素を日常に取り込もう。

適度なものであっても運動をすれば、お返しにモチベーションが得られる。動きたくないときに運動するのは億劫だろうが、体を動かすというシンプルな行為が、その日の残りの時間の「めんどくさい」という気分に与える影響は計り知れない。運動をするだけで、勝利を手にすることができるのだ。

■目標日記をつける

セラピストはしばしばクライアントと共に目標を設定し、その達成を支援する。けれども、本当の仕事は、クライアントが軌道から外れたときに始まる。この時点でサポートが得られないと、クライアントは諦めてしまうかもしれない。重要なのは、挫折から学んで、未来を切り開いていくことだ。失敗の原因を知り、軌道修正がプロセスの一部にすぎないことを理解すれば、いつまた同じようなことが起きるかを予測し、それを避けるための舵取りがうまくできるようになるだろう。

クライアントの中には、セラピーを受けるとモチベーションがかなり上がる、と言う人がいる。その理由の一つは、セラピーによって自分の目標を思い出すことができるからだろう。目標を見失ったら、勢いはたちまち失われる。

気分や幸福感《ウエルビーイング》の改善に取り組んでいてもいなくても、目標とのつながりを保つことはとても大切だ。なぜなら、目標は常に育まれることを必要とするからだ。**日々、目標に立ち帰ろう。**それには、日記をつけるといい。一日の始まりの一分間、目標を達成するためにその日にすべきことを一つか二つ、リストアップしよう。そしてその日の終わりには、今日を振り返って、数行書き記そう。この種の作業はそれほど時間がかからないので、継続しやすい。

せいぜい数分ですむだろう。毎日それを行うことで、自分の行動に責任を持ち、目標に気持ちを集中させ続けることができる。

小さくする

大きなタスクは「めんどくさい」という感情を招くので、タスクは小さく、焦点を絞ったものにしよう。セラピーを受けて人生が変わる人もいるが、一晩でそうなるわけではない。2回目のセラピーにやってきたとき、問題は解決し、気持ちをすっかり切り替えられているわけではないのだ。クライアントは一つの課題だけを家に持ち帰り、それに集中しなければならない。人は一度に一つのことにしか集中できないし、やりたくないことをする能力は限られているからだ。

しかし、当然ながら大半の人はこのルールを守ろうとしない。人生を全面的に見直さなければならないと考えて、大きな変革をいっぺんに行おうとする。だが、自分に過剰な期待をすると、燃え尽きたり諦めたりして、ついには絶望に陥る。そうなると再挑戦する可能性は低くなる。

長期的な目標に対するモチベーションが下がったときには、小さな報酬が助けになる。外発的報酬ではなく、内発的報酬だ。自分の努力には価値があることを認め、頑張っている自分を褒めてあげよう。そうすれば、自分が望ましい変化に向かっていることを自覚し、努力を続けることができる。

そうやって進歩や小さな勝利を認めることで、努力が自分の世界に影響を与えられることに気づき始める。自分に主体性があるというこの感覚は、エネルギーを回復し、努力を続ける助けになる。新しい習慣を身につけるには、**小さなことから始めて、一つずつ定着させていく**のが望ましい。ひとたび健康的な行動を優先できるようになれば、それが支えになるだろう。

ストレスを管理する

行動を起こすには、モチベーションを高めるだけでなく、誘惑や、目標と逆の方向へ進みたくなる衝動に打ち勝つことも必要だ。

たしかわたしが三歳か四歳の頃、祖父母の家を訪れ、庭へ行くと、祖父が芝の手入れをしていた。芝刈り機が動かなくなったので、祖父はそれを裏返して、刃の間に詰まった草を引き抜き始めた。祖父はわたしの方を振り返ってこう言った。「絶対、その赤いボタンを押しちゃいけないよ！」

わたしは芝刈り機の横にある赤いボタンのすぐそばに座り、ボタンを見つめた。押しちゃ、い、い、いけない、押しちゃいけない。それを押したら、カチッといい音がするのだろうか。押しちゃいけない。ボタンの表面はとても滑らかに見える。押しちゃいけない。まるで磁石に引き寄せられるかのように、わたしの手は伸びて、そのボタンを押した。途端に大きな音がして、芝刈り機の刃が動き始めた。運良く、誰も指を切り落とされずにすんだが、わたしはひどく叱られた。

望ましくない行動に焦点を合わせるのは、有効な戦略ではない。では、良い方向に変わろうとするときに、誘惑に負けないためには、何が助けになるのだろうか。強力な戦略の一つは、ストレスをうまく管理することだ。ストレスが低く、心拍変動が高いときに、セルフコントロールは最もよく働く。心拍変動とは、心拍の間隔の変動のことで、高い（すなわち、心拍の揺らぎが大きい）方が正常だ。朝、ベッドから出たときやバスに向かって走るとき、鼓動は速くなり、その後、徐々に遅くなる。体は必要な活動に備えて準備し、それが終わると、休息や回復のために落ち着くのだ。しかしストレスの多い状況では、心拍は一日中速いままになる（すなわち、心拍変動が低い）。

誘惑に打ち勝ち、意志力を最大限に発揮するには、体と心を落ち着かせる必要がある。ストレスが強いと賢明な選択ができなくなる。さらには感情に基づいて行動し、目標から目を逸らしがちになる。つまり、睡眠不足や、うつ、不安、食欲不振の状態にあると、心拍変動は低くなり、目標を達成する可能性も低くなるのだ。目標がタバコや不健康な食べ物をやめることであれ、感情を健康的にコントロールすることであれ、意志の力を高めるには、まずストレスを解消する必要があり、それには運動が最適だ。運動は即効性があり、長期的な効果が期待できる（Oaten & Cheng, 2006; Rensburg et al., 2009）。

目標が何であっても、運動量を増やすことは、意志の力を強化し、目標に向かってがんばり続けるための最善の方法だと言える（McGonigal, 2012）。

ストレスを解消し賢明な選択をするためのもう一つの重要な要素は睡眠だ。たった一晩、よく眠れなかっただけで、翌日にはストレスが高まり、集中力は低下し、気分は落ち込む。セルフコントロールはエネルギーを必要とする。睡眠が足りないと、脳はエネルギー不足に陥り、ストレスに対して脆弱になり、行動をコントロールしにくくなるのだ。

失敗との付きあい方を変える

モチベーションをくじくもう一つの要素は失敗への恐れだ。しかし、恐れの度合いは失敗との付きあい方によって決まる。ちょっとしたミスや脱線をしただけで自分を激しく批判したり攻撃したりすると、羞恥心や敗北感を覚えるようになる。また、失敗に価値を認めないと、新しいことを始めるのが億劫で、先延ばしにしがちになる。始める前にそれを妨害して、羞恥心という心理的脅威から自分を守ろうとするのだ。

羞恥心はモチベーションにとって有益ではない。自己批判や羞恥心にとらわれていると、自分は無力で不完全だと感じ、劣等感を覚える。そうなると、隠れたい、小さくなりたい、消えてしまいたいと思う。その感情は多大な苦痛をもたらし、逃げたい、避けたい、という強い衝動を生む。そうなると、もう一度立ち上がって挑戦するどころではなくなる。依存症に苦しむ人にとっては危険なことだ。

したがって、何らかの目標に向かって挑戦し続けたいのであれば、**途中で失敗したときにどう対処するかを、慎重に考えておく**必要がある。

セラピーがうまくいかないと感じたら、セルフ・コンパッション（自分自身を思いやること）をしよう。セラピーでは、クライアントから次のような言葉をよく聞く。「わたしは意欲がわかないし、怠惰だ」、「わたしは何も成し遂げられない」、「そんなふうに窮地から抜け出すのは、わたしには無理だ」。しかし、そうした自己批判はモチベーションを高めるどころか、うつを引き起こす可能性が高い。それを知ると、ほとんどの人は衝撃を受け、驚く（Gilbert et al., 2010）。セルフ・コンパッションは、失敗した自分に優しさ、敬意、正直さ、励ましをもって接することを意味し、モチベーションの向上とより良い結果につながる（Wohl et al., 2010）。

試してみよう

もし、自分が自己批判しがちで、それが失敗を恐れる気持ちやモチベーションに影響していることに気づいていなければ、自己批判を止めるのは一層難しい。次の問いを自問して、挫折したときに、自分にどう語りかけているかを振り返ろう。

- 失敗した後、どのように自己批判するか？
- そのとき、どのような気持ちになるか？
- その失敗は、自分の欠点や不完全さを明らかにしたと思うか？
- 失敗したときに、恥ずかしさや絶望を感じるか？
- 自己批判に続いて、どのような対処法をとることが多いか？
- それは本来の目標にどのような影響を与えるか？
- 自分が何か失敗をして、誰かが優しく励ましてくれたときのことを思い出そう。どのような気持ちになったか？　それは、再び挑戦し、成功するのを助けたか？

ツール

セルフ・コンパッション：失敗から立ち直る

最近の失敗や挫折について思い出そう。それから、次の演習をしよう。

1. その記憶からどのような感情が呼び起こされるか、それは体のどこで感じられるかに気づこう。
2. その自己批判はどのように聞こえたか？　どのような単語やフレーズが浮かんできたか？　それは感情にどう影響したか？
3. その後、その感情にどう反応したか？
4. 愛する人や尊敬する人のことを思い浮かべよう。彼らが同じ失敗をしたら、自分は彼らにどのような反応を示すだろうか？　なぜ彼らに思いやりを示すのか？
5. 彼らには、失敗をどのように捉えて、立ち直ってほしいか？

まとめ

- モチベーションはコントロールできないが、それを感じる機会を増やすことはできる。
- 運動はモチベーションを育てる。軽い運動でもやらないよりはましで、自分を鼓舞するのに役立つ。
- 目標を持ち続けると、モチベーションを高く保てる。
- 一度限りの大きな行動より、小さな行動を続けることが大切。
- ストレスの多い状況の合間に休息し回復することを学ぶと、意志の力を最大限に発揮できる。
- 羞恥心はモチベーションにとって有益ではない。失敗との付きあい方を変えることは、モチベーションを高める助けになる。

08

やりたくないことにやる気を出す方法

どれほどストレスを減らし、モチベーションを育てても、それがすぐ消えてしまうこともある。モチベーションは、現れたり消えたりするので、常にあてにはできない。そして、日々の生活には、やりたくないことが溢れている。確定申告、保険の更新、ゴミ出し等々。できればやらずにすませたいことに対して、やる気を出すにはどうすればいいだろう。

感情には、しばしば衝動が伴う。そうした衝動はわたしたちに、これをしよう、あれをしよう、嫌なことは避けよう、得になることをしようと、誘ったり説得したりする。衝動が強いこともあるが、負けてはいけない。

反対行動スキル

幼い頃、わたしたち姉妹はよくポロミント（ミントのタブレット）を口に入れて、誰が一番長く、噛まずに舐めていられるかを競いあった。これは意外に難しい。当時のわたしにとって、ミントを噛みたいという衝動は、ほぼ抑え難いものだった。噛まないためには、ひたすら集中が必要だった。集中が途切れて気が緩むと、とたんに脳が自動操縦モードに入り、ミントを噛み砕いてしまうのだ。

このゲームでは、意識を行動に集中させることによって、衝動を客観的に観察し、衝動と行動の間にギャップを生み出す。つまり、単に注意を払うだけで、衝動に従うか逆らうかを選べるようになるのだ。ミントを噛むのをがまんするといった簡単なことなら、きょうだいとのライバル意識によって衝動に逆らうことができる。しかし、強い感情を伴い、根深い行動パターンにつながる衝動と戦うのは、はるかに難しい。

衝動に逆らい、正しい方向に向かう行動を選ぶスキルは、セラピーで学ぶ重要なスキルだ(Linehan, 1993)。反対行動《オポジットアクション》スキルとは、**感情が命じることと反対の行動を意図的にとるスキル**で、特に、自分にとって害になる対処法を選びがちなときに役に立つ。

マインドフルネスは、このスキルの重要な要素だ。**自分の経験とそれに伴う思考、感情、衝動に注意を払うことで、立ち止まることができる。**その間に、状況をよく理解するだけでなく、次にすべきことについて計画を立てることができる。つまり、感情ではなく、価値観に基づいた行動ができるようになるのだ。

習慣を確立するヒント

モチベーションを高める最善の戦略は、モチベーションを方程式から除外することだ。モチベーションがあってもなくても、毎日やっていることがある。たとえば、朝、歯を磨くときは、モチベーションの有無を自問したりしない。それは、あらためて考える必要がないほど、しっかり身についた習慣なのだ。ただそれを行う。なぜなら歯を磨くことは、人生の大半を通じて生活の一部になってきたからだ。

脳は、木がうっそうとしげるジャングルのようなものだ。人が行動するたびに、脳は領域間に接続や道をつくる。ある行動（たとえば、歯を磨くことなど）を長く定期的に繰り返すと、そのための道は踏みならされ、定着する。その滑らかで幅が広い道は利用しやすいので、脳は特に意識しなくても、その行動を行うことができる。

しかし、何か新しいことを始めるときには、場合によっては新しい道をゼロから切り開かなければならない。それには多大な意識的努力が必要とされる。もしその道をたまにしか使わなければ、その度に努力が求められる。わたしたちがストレスを受けたとき、脳は自動的に最も使いやすい道を選ぶ。それはよく踏み固められた道だ。しかし、**わたしたちがより望ましい行動をとり、十分な時間をかけてそれを繰り返せば、新たな習慣、すなわち、脳の新**

たな道が確立され、必要とするときに、容易に使えるようになる。**

新たな習慣を確立する方法について、いくつかヒントを紹介する。

- 新たな行動は簡単にできるものにしよう。行動を起こすのが億劫なときはなおさらだ。
- 新たな行動をサポートする環境を整えよう。変化の初期の段階では、習慣には頼れない。
- 明確な計画を立て、必要ならリマインダーを設定しよう。
- 短期的な報酬と長期的な報酬を自分に与えよう。外発的報酬より内発的報酬の方が効果的だ。わたしたちはトロフィーよりも、自分からの称賛と、正しい方向へ進んでいるという自覚をはるかに必要とする。
- 自分はなぜこの変化を起こしているのか、なぜそれが自分にとって重要なのかをはっきりさせよう。本書の312〜314ページに掲載した価値観の演習はその助けになるだろう。変化をアイデンティティの一部にしよう。これが今の自分のやり方なのだ、と。

休息と内発的報酬

近年の心理学研究は、成功は生来の才能がもたらすという考えに異議を唱え、グリット（やり抜く力）（Duckworth et al., 2007）と忍耐力が成功の鍵になることを明らかにした（Crede et al., 2017)。挫折を乗り越えるために必要な、その種のスタミナを、どうすれば身につけることができるだろう。

多くの人々が苦労の末に学ぶ教訓は、燃え尽きるまで前進し続けよ、というものではない。長期的目標を掲げて自分を変えようとするときには、努力と休息のバランスが肝心だ。常に努力するのではなく、常にリフレッシュして充電するのでもない。大切なのは、体の声に耳を傾け、必要であれば歩みを止めて、再び前進する準備を整えることだ。

一流のアスリートがトレーニングの合間に仮眠をとったり、プロの歌手が数日間、何も喋らないようにして声帯を休めたりするように、長期的に何かを維持したいのであれば、**定期的な休息と回復**が欠かせない。

もっとも、すべての休息の効果が同じではない。どの日にも、懸命に働いたり努力したりする合間に、静かで少々退屈な時間が訪れるはずだ。その時間を使ってメールを削除したり、ソーシャルメディアをスクロールしたり、細々した用事を片付けたりしたら、体と脳は休息も充電もできない。会議の合間に15分の空白時間があったら、スマホに手を伸ばすのではなく、外へ出て新鮮な空気を吸ったり、しばらく目を閉じて過ごしたりしよう。

また、大きな目標に取り組むときには、小さな報酬を用意しよう。大きなタスクを小さなタスクに分解して、それぞれの節目に到達したら自分にご褒美を与えると、そのたびにドーパミンが分泌される。ドーパミンはやりがいを感じさせるだけでなく、モチベーションを高めて、次の節目に向かって頑張ろうという気にさせる。直面する困難を乗り越えたらどんな感じがするか、その予測を可能にし、欲望と熱意を引き起こす（Lieberman & Long, 2019）。つまり、**途中に小さな報酬を設けること**は、最終的な目標に対する熱意と、やり抜く力を強めるのに役立つのだ。

たとえば、ランニングをする人が、走る距離を伸ばそうとしているとしよう。疲れを感じ始めたら、「とにかく、この道の終わりまで頑張ろう」と自分に語りかける。そして、道の終わりまで行ったら、心の中で自分を褒める。そうすれば、自分は正しい方向へ進んでいると思える。この内発的報酬はドーパミンを分泌させ、諦めをもたらすノルアドレナリンを抑制する。その結果、もう少し頑張ろうという気になれる。これは、ポジティブな自己暗示《セルフトーク》とは違う。小さく具体的な目標を設定し、それを成し遂げることで、最終的な目標へ向かっているのだ（Huberman, 2021）。

目前の課題を登山にたとえるなら、頂上を見上げてはいけない。焦点を絞って次の尾根にたどり着くことを目指そう。そこにたどり着いたら、目標に向かって進んでいるという満足感に浸ろう。そして再び歩きだそう。

感謝を意識する

感謝の習慣は、長期的な目標を粘り強く達成するための強力なツールになる。**感謝に意識を向けることで、内発的報酬が自然に生成され、その報酬に励まされて努力をさらに続けられるようになる。**言葉を変えるだけで、感謝の気持ちを持てるようになる。たとえば、「……をしなくてはならない」と言うのではなく、「……をすることができる」と言ってみよう。

先に述べたように、ペンと紙を用意して、ありがたいと思うことを日々書き留めることによって、感謝を実践することもできる。それは注意をコントロールすることにつながり、ひいては感情が変化していく。それだけではない。日々感謝を実践するのは、感謝という一つの行動を繰り返すことだ。前述したように、ある行動を繰り返せば繰り返すほど、脳はその行動をしやすくなる。心の筋肉のようなもので、日々トレーニングを繰り返すことで、自分のためになる考え方をしやすくなるのだ。

事前の危機計画

セラピーではしばしばクライアントと共に危機計画を立てる。あるときは、生死に関わる状況で安全を確保するために。またあるときは、依存症の再発や、治療方針からの逸脱を防ぐために。危機計画をうまく利用すれば、目標を達成しやすくなる。

目標をしっかり見据え、自分を脱線させかねないハードルをすべて書き出そう。それぞれのハードルについて、乗り越えるための行動計画を立てよう。前もって状況を設定し、自分の価値観と目標に沿った行動をとれるようにすると同時に、感情的な衝動によって目標を諦めることがないようにしよう。たとえば、毎朝、決まった時間に起きたいのであれば、目覚まし時計を部屋の外に置いて、どうしても起きなければならないようにするのだ。困難な状況を予測し、それに対処するための計画を立てておけば、脆弱になっているときに、誘惑やモチベーションと格闘しなくてすむだろう。

アイデンティティに戻る

変化の途上で、モチベーションは上がったり下がったりする。自意識とアイデンティティがはっきりしていれば、仮にモチベーションが下がっても、頑張り続けることができる。仮に、自分は歯の衛生に気を配る人間だと思っていたら、歯を磨きたいと思っても思わなくても、毎日、歯ブラシを手に取るだろう。なぜなら、それがするべきことだからだ。

アイデンティティは、人生の初期の状況によって完全に定まるわけではない。人は生涯、あらゆる行動を通してアイデンティティを築き続ける。**目標が自分の理想像と一致し、より望ましいこととして、確かなアイデンティティに支えられていると、モチベーションが低い日でも、目標に沿った行動をとることができる。**

モチベーションを舵取りする方法をさらに知りたければ、33節の「価値観のチェック」（308ページ）を参照しよう。

ツール

未来の自分をイメージして記録する

自分の未来を想像する時間を持とう。未来の自分を鮮やかに思い描くことができれば、未来の自分のためになる選択をしやすくなる（Peters & Buchel, 2010）。

未来のある時点の自分を想像し、それまでに自分が行った選択についてどう思うか、考えてみよう。何にイエスと言い、何にノーと言うだろう。それらの選択は、人生にどのような影響を与えてきただろう。どの選択と行動を、最も誇りに思えるだろう。未来のその時点で、何に集中しているだろう。過去の自分を振り返って、どう感じるだろうか？

DBTで知るメリットとデメリット

ＤＢＴ（弁証法的行動療法）は、激しい感情に安全に対処する方法を見つけるための心理療法だ。ＤＢＴで教わるスキルは、人生の多くの局面で役に立つ。気乗りしなくても目標に向かって頑張ろうとするときにも有益だ。以下にそのスキルの一つを紹介する。

望ましい未来を考えることは有益だが、望ましくない未来を考えることも有益だ。ＤＢＴのセラピーでは、**現状を維持する場合と懸命に変化に取り組む場合のメリットとデメリット**を詳しく検討する。１０９ページの表を使って試してみよう。現状維持のデメリットについて、自分に正直になろう。変化にはデメリットがつきものだが（変化は苦痛と不快感をもたらすかもしれない）、現状を維持した場合のデメリットは、それを上回るかもしれない。この作業は価値ある演習になり、将来、人生の改善を諦めそうになったり道を踏み外しそうになったりしたときに、軌道修正の助けになるだろう。

試してみよう

自分のアイデンティティを意識的につくり上げるには、思考と意識的な努力が必要だ。紙とペンを用意して、次の質問の答えを書き出そう。より望ましいのは、日記をつけて、変化に取り組んでいるときの自分の反応を常に見直すことだ。

- わたしが起こそうとしている大きな変化は何だろう？
- なぜ、この変化はわたしにとって重要なのか？
- わたしはこの課題を乗り越えて、どのような人になりたいのか？
- この課題にどのように取り組めば、結果がどうであれ、後で振り返ったときに自分を誇りに思えるだろうか？
- 変化を成し遂げるために必要な、小さな目標は何か？
- モチベーションが低いときには、どうすればいいだろうか？
- 自分の体の声と要求に耳を傾けているだろうか？

変化

メリット	デメリット

現状維持

メリット	デメリット

まとめ

- モチベーションは、常に湧き上がるわけではない。
- 努めて衝動に流されないようにしていると、感情ではなく価値観に沿った行動をとれるようになる。
- 新しい行動を何度も繰り返すと、それは習慣になる。
- どれほど大きな目標を追っていても、途中の休息と回復は欠かせない。一流のアスリートもそうしている。
- 途中で自分に小さな報酬を与えよう。

09

人生を大きく変えたい。さてどこから始めよう？

人生には時々、自分は変わる必要があり、それがどのような変化であるかが、はっきりわかる瞬間が訪れる。だが、いつもそうとは限らない。たいていの場合、緊張と戸惑いを感じ、物事が思うように進まないことに気づくが、なぜそうなのか、どうすればいいのかはよくわからない。

ここで脳が本領を発揮する。3節でメタ認知について述べた。人間には世界を意識的に経験する能力だけでなく、あとで経験を振り返って再評価する能力も備わっている。それは生きていく上で重要なスキルであり、セラピーでも活用できる。人生の大きな変化はそこから始まる。変化を望むのであれば、まずその変化の意味を理解する必要がある。

アルバート・アインシュタインはかつてこう言ったと伝えられる。「問題を解く時間が1時間あれば、わたしは55分間、その問題について考え、残り5分で解き方を考えるだろう」。

「セラピーとは、部屋にこもって自分が抱える問題についてあれこれ考えるものだ」という、よくある誤解を耳にするたびに、わたしはこの言葉を思い出す。確かにセラピーではクライアントは自分の問題について考えるが、そこにはメソッドがある。**問題を解決する最も効果的な方法は、その問題を徹底的に理解することなのだ。**

大きな変化を遂げようとするとき、メタ認知をどのように利用すればよいだろうか。**理解することは、振り返ることから始まる。**セラピーやカウンセリングでは、自分の経験を語り、その意味を理解するのに役立つヒントをセラピストからもらうことができる。セラピーなどを利用せず、セルフヘルプのアプローチをとる人は、記録することから始めるといいだろう。たくさん書いたり、他の人に理解できるような書き方をしたりする必要はない。目的は、自分の経験と、自分がどう対処したかを振り返る力を培うことだ。たとえば、何かの試験に落ちたとする。それがわかった瞬間、自分は決して成功できない、と自らを罵ったとする。メタ認知とは、そのような思考を振り返り、それが自分の経験にどのような影響を与えたかを考えることだ。

メタ認知を実践すると、現状を維持するのであれ変化するのであれ、自分に責任を負い、自分の役割を検証できるようになる。メタ認知は、一見、些細に思える行動がプラスにもマイナスにも大きな影響を与え得ることを明らかにする。

自分の経験を、細部に注意を払わず、ぼんやり眺めがちな人は、それを記録することに違和感を覚えるかもしれない。しかし細部に目配りすることで、過去の経験をより深く理解できるようになり、やがて、経験している瞬間に、自分の行動のサイクルやパターンに気づけるようになる。そうなれば、これまでとは違う選択をし、自分にとってプラスになる変化を起こす可能性が高まるだろう。

試してみよう

次に挙げる記録のヒントを活用して、自分が取り組んでいる問題を検討し、自分の考えについて熟考するスキルを磨こう。

- 重要な出来事について記述しよう。
- そのとき、どう思ったか？
- その思考は気分にどのような影響を与えたか？
- どのような感情に気づいたか？
- 何がその感情を引き起こしたか？
- どのような衝動があったか？
- その衝動にどう反応したか？

・そう反応した結果、どうなったか？

まとめ

- 何をどう変えればいいかは、いつもはっきりしているわけではない。
- 理解できていないことを、変えることはできない。
- 自分の問題を深く理解すれば、次に進むべき道を見極めやすくなる。
- 状況を振り返って熟考することから始めよう。
- 自分が問題の原因ではないか、行き詰まっているのではないか、正直に答えよう。
- セラピーはこのプロセスをサポートする。セラピーを利用しない人は、自分の経験について書くことから始めよう。

第3章

辛い感情にとらわれているとき

On Emotional Pain

10

感情を消し去りたい？

セラピーのごく初期の段階では、セラピーに何を望んでいるかを尋ねられる。たいていの人は辛い感情から解放されることを、その答えに含める。彼らは、辛い感情や不快な感情にとらわれていて、それらから解放されたいと思う。その一方で、楽しく穏やかな感情を失っていて、それらを取り戻したいと思う。それも当然だろう。誰でも幸福になりたいのだから。辛い感情に翻弄されている彼らは、そうした感情が消えることを望んでいる。

しかし、セラピーで学ぶのは感情を消し去る方法ではない。そうではなく、感情との関係を変え、それらに注意を払い、ありのままの感情を知り、受け入れ、それに影響を及ぼし、その強さをコントロールすることを学ぶのだ。

感情は敵でもなければ味方でもない。辛い感情にとらわれている人は、脳の歯車が少しずれているわけでも、繊細すぎるわけでもない。**感情とは、周囲の世界と体内で起きているこ**

とを理解し、意味づけしようとする脳の試みにすぎない。脳は五感による外界の情報と、心拍、肺、ホルモン、免疫機構といった身体機能による体内の情報を受け取る。そしてこれまでの記憶から、それらの意味を理解しようとする。コーヒーの飲みすぎによる動悸がパニック発作を引き起こしたりするのはそのためだ。心臓がドキドキする、呼吸が速まる、手のひらが汗ばむといった症状は、パニック発作を起こしたときの症状に似ている。体の反応が恐怖を感じたときと同じなので、脳は「大変だ！」というメッセージを受けとり、脅威反応を強める。

朝、目覚めて、その日に感じたいことを決められたら、どれほど幸せだろう。もしそうなら、愛と興奮と喜びを感じたい！　だが、残念ながら感情はそれほど簡単にコントロールできるものではない。では、逆はどうだろう。感情は何のきっかけもないまま出現し、いつどのような感情が湧き出るかをコントロールできない。できるのは感情に抵抗し、締め出し、理性的でいようとすることだけだ。だが、これも真実ではない。**わたしたちは感情を望み通りに引き出すことはできないが、自分が思っている以上に、感情に影響を与えることができる。**もっとも、それは、不快な感情を抱いている自分を責めることによってではない。自分の幸福に責任を持ち、感情を感じる新たな方法を学ぶことによって、感情に影響を与えるのだ。

感情に対して、してはいけないこと

感情の波を押し戻す

海辺にいるとしよう。胸まで海水に浸かっている。波が押し寄せてきた。波に抵抗しようとしたら、波の強さを思い知るだろう。圧倒され、たちまち飲み込まれてしまう。しかし、波と格闘する必要はない。いずれにしても波は来る。そのときには、ただ頭を海面の上に出しておくことだけ考えればいい。波に押され、一瞬、足が浮き上がるかもしれないが、波に身をまかせ、足が再び地面に着くのを待てばいい。

感情に対処するのは、それとほぼ同じだ。感情を止めようとしたら、容易に足をすくわれ、飲み込まれる。そうなったら息をするのも、体勢を立て直すのも難しい。しかし、感情が自分の中を通りすぎるのに任せれば、感情はピークに達したのち、自然に落ちつくだろう。

感情を事実と決め込む

感情は確かに存在するが、事実ではない。**感情は推測であり、選択肢の一つだ**。わたしたちの必要を満たし生存を支えるために世界を意味づけしようとする脳の試みなのだ。感情が事実でないように、思考も事実ではない。認知行動療法（CBT）などのセラピーが有益なのはそのためだ。ＣＢＴでは、自らの思考や感情から距離を置いて、それらをありのままに――単に選択肢の一つとして――見ることを練習する。

思考も感情も事実でないとわかっているのに、それらが苦悩をもたらすのであれば、それらが現実を正しく反映しているか、それとも別の思考や感情の方が有益なのかを検討するのは、理にかなっている。そうした検討をしようとせず、現在の思考や感情を事実として扱うと、それらに従って将来の思考や行動が決まる。そうなると人生は、情報に基づく選択ではなく、感情的な反応の連続になってしまう。

では、どうすれば、感情を事実と誤認するのをやめられるだろう。答えは、好奇心を持って問うことだ。セラピーでは、自分の内面と外の世界での経験に対して好奇心を持つことを練習する。わたしの前に座るクライアントは、その週の自分の良くない行動や、持つべきでなかった感情について話し始め、自己批判と自己嫌悪に陥る。わたしはそれをやめさせ、そうした行動や感情が自らにどのような影響を与えるかを、より広い視野に立って考察するよう促す。このとき動機になるのは好奇心であって自己攻撃ではない。そうすれば、その週が素晴らしいものでも辛いものでも、学び成長することができる。

あまりに辛く、認めがたい過ちも、好奇心を持てば、直視して学ぶことができる。好奇心は未来への希望とエネルギーをもたらす。好奇心があれば何が起きようと常に学び続けることができる。

ツール

感情への問いかけ：好奇心を持って学ぶ

- 不快な感情が湧き上がるときの最初の兆候は何か？
- それは行動だろうか？　自分の遮断行動や防御行動を認識しているか？
- 体のどこでその感情を感じるか？
- その感情には、どのような思考が伴うか？　その状況についてどのような信念を抱くか？　それは、自分にどのような影響を及ぼすか？
- そうした思考や物語を書き記そう。
- それらは、自分が恐れていることについて、何を教えてくれるか？
- 強い感情の後、どのような行動が起きやすいか？
- そのような行動は、短期的に助けになるのか？
- それらの長期的な影響は何か？
- 自分の物語を、信頼できる友人と一緒に見直して、バイアスや誤解がないか調べよう。その友人と一緒に、可能な別の視点を探そう。

まとめ

- 感情は敵でも友人でもない。
- わたしたちは自分が思う以上に、感情に影響を与えることができる。
- 感情の波を押し戻そうとすると、問題はより大きくなりがちだ。感情が通りすぎるのに任せよう。
- 感情は事実ではなく、一つの可能な見方にすぎない。
- 辛い感情が湧き上がったら、好奇心を持って尋ねよう。それはわたしたちに何を教えるだろうか？

11

感情に対処する具体的な方法

　これまでの節を飛ばして本節から読み始めた方は、辛い感情を癒す方法を探しているのだろう。どうすれば、この感情をすっかり消すことができるのか、と。もしそうなら、しばらく我慢して、お付きあい願いたい。これからお話しすることは、おそらく聞きたいこととは正反対のことだ。

　わたしは臨床心理士になるための研修の中盤で、マインドフルネスについて教わった。臨床心理士のタマゴたちは、マインドフルネスを真剣に実践しただろうとあなたは思うかもしれない。だが、そうではなかった。全員が静かに座り、何を感じるかに気づこうとしているはずなのに、部屋のあちこちからクスクス笑いが起きた。臨床研修はすべて「する」ことばかりだ。従って、わたしたちは全員、「するモード」になっていた。ただそこに「ある」だけのモードに入るのは、その部屋にいる誰にとっても大変だということが証明され、教師を困惑させた。わたし自身、マインドフルネスは自分にはとてもできないし、他の人に教えられるわけがないと思い込んでいた。

けれどもマインドフルネスは研修プログラムの一環だったので、試さないわけにいかなかった。一方、研修が進むにつれてわたしは多くのストレスを感じるようになった。論文の締め切りや試験の期日が迫り、緊張が高まった。わたしのお気に入りのストレス解消法の一つはランニングだった。勉強を一休みして田舎道を走るのだ。そうしながらも頭の中では、やるべきリストと、それを全部こなせるか、ちゃんとできるか、という恐れがざわついた。そこで、マインドフルネスを試してみることにした。もっとも、座ってではなく歩きながらだ。

森の中の長い砂利道を歩きながら、足が石を踏みしめる音に耳を傾けた。不安やストレスを追い払おうとせず、ありのままに受け入れた。計画を立てたり問題を解決しようとしたりもしない。数秒ごとに気が散り、さまざまな心配ごとが頭に浮かんだ。こんなことをしていないで他にすることがあるでしょう？　締め切りに間に合わなかったらどうするの？　課題の提出を忘れていない？　Eメールを送ることを覚えてる？　そのたびに、その考えが通りすぎるにまかせ、砂利に響く足音に意識を集中させた。この意識の往来を数え切れないほど経験した。気が散る、引き戻す。気が散る、引き戻す。そして小道の終わりに近づき、家に戻ろうとしたときに、ハッと気がついた。あらゆる教科書がわたしに理解させようとして理解させられなかったことを、ようやく理解できたのだ。難題は依然として面前にあった。しかし、わたしはその緊張感と戦っていなかった。通りすぎるのに任せると、それは通りすぎていったのだ。

あらゆる感情をありのまま受け入れることを考えると、最初は不安になる。それは多くの人が教わってきた対処法とは正反対だ。感情は理性の対極にあるものだとわたしたちは教わってきた。口に出さず、押し殺し、胸の中に秘めておくべきものだ、と。しかし、マインドフルネスでは、感情が湧き上がるに任せ、さらには歓迎することが求められるのだ。

多くの人は感情を恐れる——しかし、あらゆる感情を受け入れるようにすると、それが波のように現れては消えることがわかる。

マインドフルネスによって「気づき」というツールを使えるようになる。「気づくこと」は、ごく当たり前で曖昧にさえ思えるが、使ってみて初めてその必要性がわかる。**自動操縦のスイッチを切り、自らの思考、感情、衝動、行動に気づくようにすると、衝動や感情に駆られて行動する前に黄色信号が点滅し始める。**その信号は意識的に立ち止まる機会をもたらす。その結果、感情にそのまま反応するのではなく、価値観に基づく選択ができるようになるのだ。

画家が大きな絵に取り組んでいるときには、細部を入念に描きながら、時折、一歩下がって、今、筆を入れたところが全体像に合っているかどうかを確認する。それと同じで、感情と行動の間で立ち止まるというメタ認知のツールは、一歩下がって自分の考えや行動が、理想とする自分の姿と一致するかどうかを確かめることだ。ほんの一瞬でも広い視野に立ってチェックできれば、自分の生き方に強い影響を及ぼすことができるだろう。

思考の川が絶え間なく流れていても、頭を水の上に出して、進みたい方向に思考が向かっているかどうかを確認することは可能だ。流れに身を任せるのではなく、意義や目的に沿う方向に向かっているだろうか、と。

■感情をありのままに捉える

感情をありのままに捉えることは、感情を健全に処理するための鍵だ。わたしたちと感情は別々の存在だ。感情とは一種の経験であり、わたしたちの中を通過していく。ひとつひとつの感情は情報を提供するが、物語全体を語るとは限らない。

そして**感情の利点は、わたしたちが何を必要としているかを教えてくれること**だ。感情を遮断したり追い払ったりせず、感じることを自分に許し、好奇心を持って受け止めれば、感情から学ぶことができる。

自分が何を必要としているかを知るのは有益であり、知ることで必要を満たせたら、いっそう有益だ。まず身体的なことから始めよう。前章で述べた通り、睡眠不足、貧しい食生活、運動不足がもたらす破壊的影響は、セラピーや心理学的スキルをいくら駆使しても覆せない。

ひとたび体のケアを始めたら、他のこともうまくいくだろう。

名前をつける

何か感じたら、それに名前をつけよう。たくさんの感情を名づけるために、たくさんの名前を学ぼう。わたしたちは幸福、悲しみ、恐怖、怒りしか感じないわけではない。脆弱さ、羞恥心、苦々しさ、不十分さ、あるいは感謝や興奮を感じる。

セラピーではこの作業に多くの時間を費やす。**何を感じるか、体のどこでそれを感じるかに気づき、ラベル付けしよう。**一般に身体的な感覚には気づくことができても、感情には気づけないことが多い。おそらくそれは、感情について語らないほうがいいという、過去の教えの名残だろう。誰も感情についてはっきり語らなかったので、名前をつける必要がなかったのだ。そうする代わりに、感情に起因する身体的な変化を語った。「脆弱に感じる」とか「不安を感じる」というより「気分が悪い」とか「心臓がどきどきする」と言った方が受け入れられやすかった。

感情を表現する語彙を増やし、感情の微妙な違いを識別できるようになると、感情をコントロールし、社会的状況において有益な反応を選択できるようになる（Kashdan et al., 2015）。

セルフ・スージング

辛い感情が強くなるとき、「辛い感情が湧き上がり、ピークに達し、薄れていく」と描写するのは簡単だが、実際に経験するのは耐え難い。少しでも早くその感情から解放されようとして、衝動的に不健全なことや危険なことさえやりかねない。

自己啓発本の中には、「ポジティブな考え方をすれば、感じ方を変えることができる」と説くものもあるが、それは非常に難しいと、わたしは思う。調子が良いときでも考え方を変えるのは難しいのだから、辛い感情がピークにあるときに考え方を変えるのは、ほぼ不可能だろう。そんなときの最善策は、一歩後ろに下がって感情に注意を注ぎ、それを一時的な経験と見なし、自分をなだめて脅威反応の目盛りを下げることだ。

弁証法的行動療法（DBT）では、辛い気持ちをなだめるシンプルなスキルを教える。それは「苦悩耐性スキル」と呼ばれ、辛い感情の波に乗って、それが収まるのを待つのに役立つ。そのスキルの一つは、「セルフ・スージング（自己鎮静）」と呼ばれる（Linehan, 1993）。

セルフ・スージングは、辛い感情を経験しているときに安全を感じ、気持ちをなだめるための一連の行動だ。脅威反応が起きると、脳は「わたしは安全でない。異常事態だ。今すぐ対処せよ！」というメッセージを受け取る。辛い感情の高まりを抑え、心身の落ち着きを取り戻したいのであれば、自分は安全だという新しい情報を脳と体に与えなければならない。その方法はたくさんある。なぜなら脳はあらゆる感覚から情報を集めているからだ。したがって、**安全だというメッセージを脳に送るために、さまざまな感覚を利用する**ことができる。また脳は、心拍や呼吸の速さ、筋肉の緊張といった、体の状態からも情報を集める。温浴のように筋肉をリラックスさせる身体的経験が苦悩を乗り超えるのを後押しするのはそのためだ。

セルフ・スージングには、他にも次のようなものが含まれる。

- 温かな飲み物
- 信頼できる友人や愛する人とのおしゃべり
- 体を動かすこと
- 心を落ち着かせる音楽
- 美しい画像
- ゆっくりした呼吸
- リラックスするための技術
- 安全や快適と結びつく香りや香水

安全であることを脳に伝える最も簡単な手段の一つは、匂いだ。恋人がいつもつけている香水であれ、ラベンダーの香りであれ、安全や安らぎを感じさせる香りを嗅ぐことは、気持ちを集中させ、体を落ち着かせるのに役立つ。人前に出るのが苦手な人のために、良い方法をお教えしよう。セラピーでよく勧められるのは、ぬいぐるみの縫い目をほどいて、中にラベンダーを詰めて縫いあわせるというものだ。人前に出て、強いプレッシャーを感じたときには、その香りを嗅いで、自分を落ち着かせよう。誰にも気づかれることなく、自分をなだめることができるだろう。

弁証法的行動療法（DBT）でよく使われる優れたツールはセルフ・スージング箱だ。このツールは、苦悩のただ中にいて、急いで問題を解決しようとする脳を、落ち着かせることができる。脅威にさらされると、ものごとをじっくり考える余裕がなくなる。脳は勝手に推測して、衝動的に動こうとする。セルフ・スージング箱はその衝動を抑えるためのものだ。**辛いときに自分をなだめるのに役立ちそうなものを古い箱に詰め込もう。**安全や安らぎを感じられるものなら何でもいい。わたしは一例とするために自分用のセルフ・スージング箱をセラピールームに置いている。その箱には、特定の友人に電話をかけるためのメモが入っている。助けを求めるのは、苦闘の最中に真っ先に思い浮かぶことではないかもしれないが、「信頼できる友人に電話をかける」というシンプルな指示は、わたしたちを正しい方向に導いてくれる。これまでの章で学んだように、人とつながると、ストレスから早く回復することができる。もっとも、わたしのセルフ・スージング箱にはペンとメモ帳も入っている。人に話す気になれないときには、書いて表現することで感情を処理すれば、何が起きているかをより明瞭に理解できるからだ。

その箱にはラベンダーオイル（あるいは安らぎを感じられる香りなら何でも）を入れておいてもいいだろう。また、自分のことを大切に思ってくれる人や、自分が大切に思う人の写真を数枚。それに、癒されて元気になれる音楽のリストも入れよう。音楽は感情に強い影響を与える。気持ちが落ち着く曲、安全だと感じられる曲、癒される曲を選んで、プレイリストを作ろう。

わたしの箱にはティーバッグも入っている。英国では、紅茶は癒しや人とのつながりを連想させるからだ。箱に入れたこれらの品々は、自分が必要とするものがわからなくなったときに、それをはっきり教えてくれる。

肝心な点は、この箱を必要なときにすぐ見つけられる場所に置いておくことだ。このツールは、最も辛いときに、望ましい方法で感情に対処するのを助け、不健全な習慣に頼るのを防いでくれる。

まとめ

- わたしたちと感情は別々の存在だ。
- 感情は、通りすぎる一つの経験にすぎない。
- 感情は情報を提供するが、物語全体を語るとは限らない。
- 感情の利点は、わたしたちに必要なものを教えてくれることだ。
- 何か感じたときは、それに名前をつけよう。単に「うれしい」とか「悲しい」というだけでなく、もっと詳しい名前をつけよう。
- 感情を遮断するのではなく、その存在を許し、自分の心をなだめよう。

12 言葉の力を活用する

　言葉は、この世界をどのように経験するかに強く影響する。言葉は、物事の意味を理解し、感情を分類し、過去の経験から学び、その知識を共有し、将来を予測し、計画するためのツールだ。

　感情を表す言葉の中には、次第に別の意味で使われるようになり、ついには幅広い曖昧な意味を持つようになったものもある。たとえば、「幸せ（happy）」は、あらゆるポジティブなものを表現する言葉になり、自分が感じているのが「幸せ」かどうかは誰にもわからなくなった。自分の中に情熱を感じたら幸せなのか。穏やかで満ち足りていれば幸せなのか。刺激を受けて活力が湧いてきたら幸せなのか。

「憂うつ（depression）」という言葉にも、同じことが起きている。「憂うつ」とは、正確には何を意味するのだろうか。悲しさ、空しさ、焦燥感、無感覚、不安、落ち着きのなさ、それとも、単調さか。

これらのうち、どれが重要なのだろうか。結論を言えばすべてだ。

ネガティブな感情を区別する概念や言葉が乏しい人は、ストレスを受けると落ち込みの度合いが激しい（Starr et al., 2020）。一方、ネガティブな感情をうまく区別できる人は、より柔軟に対処できる。ストレスによる暴飲暴食が少なく、他人からの拒絶に対して脆弱でなく、不安症や抑うつ障害になりにくい（Kashdan et al., 2015）。ネガティブな感情を区別しにくいことがそうした問題の原因だというわけではないが、概念や言葉は困難な状況に対処するための強力なツールになると言えるだろう。

感情を区別する言葉が増えるほど、脳がさまざまな気持ちや感情を理解するための選択肢が増える。感情をより正確に表せるようになると、感情をコントロールしやすくなり、ひいては、心身のストレスを軽減できる。直面する問題により柔軟かつ効果的に対処したいのであれば、言葉は重要なツールになる（Feldman Barrett, 2017）。

よい知らせは、このスキルは誰でも育成できることだ。感情を表現する語彙を増やすためのアイデアをいくつか紹介しよう。

- 具体的に説明する。何か感じたら、「すごい」とか「うれしくない」だけでなく、より具体的に表現しよう。この感情を表現するのに、他にどのような言葉があるだろう。感情の組み合わせだろうか。どのような身体的感覚に気づいただろうか。

- ある感情は一つのラベルでは表現しきれないかもしれない。いくつかの感情の組み合わせかもしれない。たとえば「緊張しているが、エキサイトしてもいる」。
- 感情の表現には正解も間違いもない。大切なのは、自分と周囲の人にとって馴染みやすい表現を見つけることだ。言葉が見つからなければ、自分で言葉を作るか、他の言語から、明確な訳語のない言葉を借りてもいいだろう。
- 新しい経験に挑戦し、それを表現することを楽しもう。新しい食べ物を味わったり、新しい人に会ったり、本を読んだり、新しい場所に行くことから始めよう。それぞれの新しい経験は、物事を違った角度から見る機会を与えてくれる。
- 新しい経験を表現する能力を高めるために、あらゆる機会を捉えて新しい言葉を学ぼう。その機会は、本だけでなく(それも可能だが)、音楽、映画、感情を表現する新たな言葉に出会えるあらゆる場所にある。

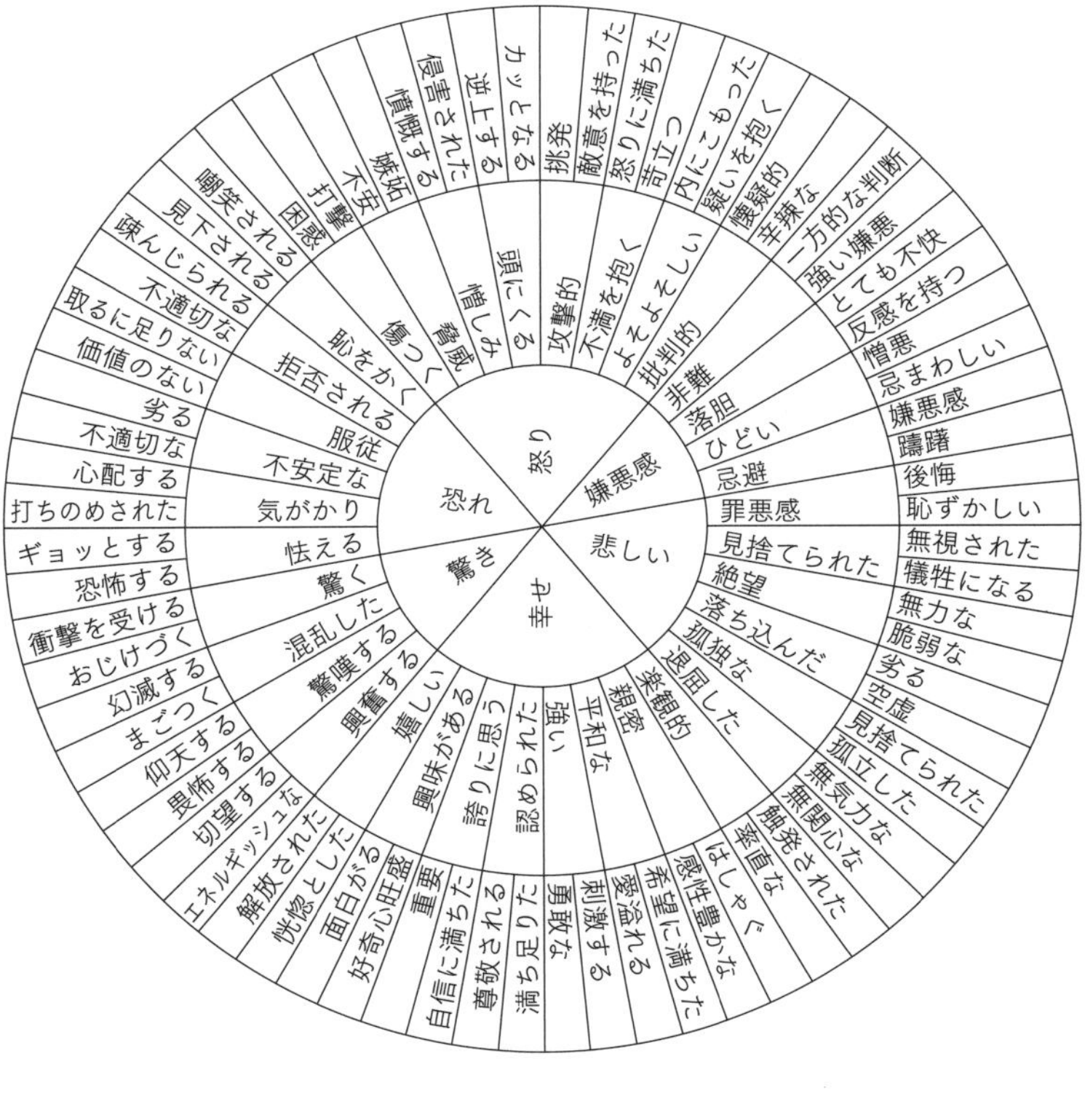

図7：感情の輪（Willcox, 1982）を利用して、どのように感じたかを表現する言葉を見つけよう。

• 経験を書き留めて、どのように感じたかを表現しよう。自分の気持ちを表現するのが難しく、感情の語彙を増やすのに助けが必要だと思ったら、セラピーで、まさにその目的で使われる「感情の輪（Feeling Wheel）」（Willcox, 1982）が優れた資料になる。コピーして日記の表紙に貼っておけば、より詳細な言葉を探すときに役に立つ。空白の箇所に自分の言葉を付け加えてもよい。

ネガティブな感情だけに焦点を当ててはいけない

日記は、自分の経験と感情を処理し理解するのに役立つ。もっとも、その経験と感情はネガティブなものに限らない。ほんの一瞬でもポジティブな感情が湧いたら、それを書き記そう。あらゆる行動は、脳内に特定の神経の経路を持っている。ある行動を何度も繰り返すと、その経路は強化され、脳にとってアクセスしやすくなる。したがって、ポジティブな感情、思考、記憶を日記に記すことで、そのための経路を育てることができる。そうやって望ましい感情と経験の経路を強化しておけば、それらにアクセスしやすくなる。

まとめ

- わたしたちが使う言葉は、わたしたちがこの世界をどのように経験するかに強く影響する。
- 感情を表現する言葉は、多ければ多いほどよい。
- 語彙が乏しい人は、「感情の輪」を利用して、言葉を見つけよう。
- 他の人が使う言葉に注目したり本を読んだりして、感情にまつわる語彙を増やし続けよう。

13

大切な人を支える方法

大切な人がメンタルヘルスの問題に苦しんでいたら、わたしたちは無力感にとらわれる。どうすればいいいか、どんな言葉をかければいいいか、わからない。問題を解決してあげたいが、自分には何もできない。どうにかして力になりたいのに、何もできなくて途方に暮れる。

愛する人が苦しんでいると、わたしたちはストレスを感じて逃げ出したくなる。しかし、逃避すると、さらに無力感に苛まれ、心が麻痺する。わずかでもサポートすれば、支援する側として自信を持てるが、それさえしないからだ（Inagaki et al., 2012）。

メンタルヘルスの問題を抱える人を支援するための確固としたルールはないが、役立つことはいくつかある。

1．相手の問題を解決することにばかり気持ちを集中させると、**ただそこにいてあげること**

の大切さを忘れがちになる。心の問題を抱える人の多くが望んでいるのは、ああしなさい、こうしなさいと指示されることではなく、自分のことを気にかけ、たびたび見にきてくれることだ。

2. 彼らに**具体的な診断**がつけば、それがどう影響しているかがわかり、彼らが直面している問題についてより具体的なアドバイスができる。

3. 彼らは、自分が何を必要としているかを知っている。**どのようにサポートしてほしいかを尋ねる**と、サポートの指針が得られるだけでなく、彼らの気持ちを尊重しようとする意思を伝えることができる。

4. ある人を支えようとすることで、自分のメンタルヘルスに負担がかかることがある。自分の精神状態が悪くなったら、全力でサポートできなくなる。したがって、**自分の健康を優先させること**が大切だ。睡眠、生活習慣、栄養摂取、運動、社会とのつながりといった基本的なことに気を配ろう。

5. **自分も誰かにサポートしてもらおう。**信頼できる人、支援グループ、専門家など、自分の気持ちを語り、どのように前進するかを考える安全な場所を持つことで、燃え尽きるのを防ぐことができる。

6. **境界線を設定しよう。**誰かをサポートするというのは、自分の人生が重要でなくなるということではない。自らの価値観をはっきりさせておけば、困難なときに進み続けながら、自分のバランスを保つことができる。

7. **「危機管理計画」を立てておこう。**サポートする相手が危機的状況に陥ったことがある場合は、危機管理計画を立てることが重要だ。内容はシンプルでいい。事態の悪化を示す兆候と、自分と相手にできることをリストアップしておけば、実際そうなったときに、両者の安全を確保できる。連絡しなければならない人全員の電話番号と、行動計画を書き記しておけば、危機的状況になっても、するべきことを容易に行える。

8. **思いやりと親切心と興味をもって話を聞くこと**の大切さは過小評価されがちだ。そうしても問題が解決するわけではないが、相手は、自分は大切にされていて孤独ではないと感じることができ、回復の可能性が大いに高まる。社会的なサポートは強力なツールだ。もっとも、すべての答えを提供する必要はない。思いやりがたくさんあれば、それでいい。

9. 人を支援することは、緊張をはらむ深刻な会話をすることではない。相手にとっては、一瞬でも人とのつながりを感じられることが重要なのだ。相手が心を開きにくい場合は、**歩きながら話すこと**が有益だ。何も話さず、ただ一緒に時を過ごすだけでもいい。わたしたちがそばにいることで、相手は孤独感が薄らぎ、大切にされていると感じることができる。

10. 相手が自らの苦闘について語るのを後押しするには、「はい」や「いいえ」で答えられる質問ではなく、**オープン・クエスチョン**が有益だ。オープン・クエスチョンとは、答える範囲に制約を設けず、自由に答えてもらう質問のことだ。たとえば「大丈夫ですか」ではなく、「どんなことを考えているのですか」と尋ねよう。

11．注意深く耳を傾けよう。**求められるまで助言してはいけない。**相手の言葉を、そのまま返すだけにしよう。そうすれば相手は、話を聞いてくれている、尊重されている、と感じることができる。

12．相手が絶望や無力感を語ったり、出口が見えないと言ったりした場合や、**その人の安全が心配になった場合は、必ず専門家に相談**しよう。

13．**現実的な援助**を過小評価してはならない。精神的・身体的不調、産前産後の変調、あるいは深い悲しみを抱えていると、日常の仕事をこなすのも難しい。たとえば、週に数回、手料理を携えて訪問し、健康的な食事をとれるようにすることは、大切な人をサポートする素晴らしい方法だ。

14．相手が傷つきやすい状況を察知し（わからなければ本人に尋ねよう）、**自分が最も必要とされるときに、そばにいるようにしよう。**たとえば、相手が最近、伴侶と死別し、社交の場に初めてひとりで参加しなければならないときには、寄り添って愛と優しさを示してあげよう。状況は相手にとって依然として困難だろうが、孤独感が薄まることはとても大切だ。

15．**気晴らしをしよう。**誰かに寄り添っていても、一日中、その人の苦悩に注意を払わなければならないわけではない。ひとりで背負い込むのが大変なときには気晴らしをしよう。

16. **相手の状況の改善や回復を期待してはいけない。**それはスムーズでもなければ、常に良い方向に向かうわけでもない。良い日もあれば悪い日もある。浮き沈みを受け入れてくれる愛情深い人々に囲まれていることが、相手にとって励ましになる。

17. **正直になろう。**支えたいが、どうすればいいかわからないときは、それを口に出そう。また、自分の言動が役に立たないときには教えてくれるように頼もう。オープンにすれば、自分の存在が相手のプラスになっているかどうかがわかり、どちらも不安が減り、真につながることができる。

まとめ

- メンタルヘルスに問題がある人をサポートするとき、打ちのめされたり、力不足を感じたりするのはよくあることだ。問題を解決したいが、どうすればいいかわからない、ということもある。
- 苦しむ人に寄り添うとき、間違ったことを言うのを恐れてストレスを感じることがある。

しかしそれを恐れてはいけない。

- 優れたサポーターになるために、すべての問題を解決する必要はない。
- 燃え尽きないために、自分自身に気を配ろう。自分も支援を得て、明確な境界線を設定しよう。
- 聴くことの力を過小評価してはいけない。

第4章

大切なものを失ったとき

On Grief

14

悲嘆《グリーフ》について、まず知っておきたいこと

悲嘆《グリーフ》とは、大切な人を亡くしたときに起きるさまざまな反応のことだが、そうでないときにも、悲嘆に暮れることがある。喪失はしばしば悲嘆を引き起こす。死によってもたらされたものでないとしても。

わたしたちは、生活を一変させるようなパンデミックと闘ってきた。その過程で、友人、家族、生活基盤、仕事、何世代にもわたって築き上げてきた家業を失った人もいる。経済的安定、愛する人との最期の時、愛する人に寄り添い抱きしめる貴重な時間を失った。未来に対して確信が持てなくなり、そうした不確かさに対処するための社会的支援とのつながりも失った。あまりに多くの人が経験した喪失は世界を変え、悲嘆という心理的副産物を残した。

喪失の影響を感じている人は、これから述べることを覚えておこう。

悲嘆は正常である

悲嘆に暮れる自分は人生の敗北者だと、多くの人が語るのを、わたしは見てきた。その人たちは悲嘆を解決すべき障害や問題と捉え、悲嘆に暮れるのは、自分の性格が弱いからだ、と決めつけていた。しかし悲嘆は人間の経験の正常な要素だ。**愛し、必要とし、つながりを感じ、人生において意味を持っていた人やものを喪失したときに経験する、必要不可欠なプロセスなのだ。**

悲しみは悲嘆の要素だが、悲嘆は悲しみをはるかに超える。それは去った人への深い渇望でもある。人とのつながりは人間であることの核心だ。これまでにわたしが仕事を通じて会った人々にとって、人とのつながりは人生の最も意義深い要素だった。一つのつながりが終わっても、それへの渇望が消えるわけではない。

体も悲嘆する。前章で説明したように、考えることや感じることはすべて体の中で起きている。悲嘆も同じだ。愛する人を失うことは、大きな心理的・身体的脅威であり、その痛みは心でも体でも感じられ、ストレス反応が繰り返し起きる。

悲嘆しているときに支えになるものについて語る前に、その意味をはっきりさせておこう。それは心の痛みを消したり、忘れさせたり、手放させたりはしない。ただ、わたしたちが経験している感情のジェットコースターは正常なものだと気づかせてくれる。さらに、安全かつ健全に痛みに対処する新たな方法を教えてくれるだろう。

悲嘆が耐え難く思えるときもある。当然ながらそのようなときの最も自然な反応は、悲嘆を遮断することだ。悲嘆がもたらす心の痛みは恐ろしく強く、激しい。したがって人はそれをできるだけ遠ざけようとする。しかし、一つの感情を遮断すると、往々にして他の感情もすべて遮断される。そうして空虚で無感覚になると、人生に意味を見出すことも、かつてのように人生と関わりを持つこともできなくなる。

忙しく過ごしたり、アルコールで感情を麻痺させたり、起きたことを否定したりして、悲嘆を見えないところに隠すことができたら、自分は大丈夫だと思うかもしれない。しかし、ちょっとしたことでその蓋が開くと、苦悩の世界が爆発し、打ちのめされ、どうしていいかわからなくなる。

解消されない悲嘆は、うつ病、自殺願望、アルコール依存症などにつながる（Zisook&Lyons, 1990）。悲嘆を否定したり遠ざけたりすることは自己防衛のように感じられるが、長い目で見れば、逆効果になりかねない。

このようなことを言うのは簡単だが、実際に経験するのはどれほど辛いだろう。その苦痛を遮断しようとするのには十分な理由がある。悲嘆の海はあまりに広く深く、終わりがないように思えるからだ。そのようなものにどうすれば向きあえるだろう。**まず、何が待ち受け**

ているかを知るところから始めよう。悲嘆を乗り越える助けになるものを知ることも有益だ。それらを一度に一つずつ経験していこう。悲嘆の大海原に数歩踏み込む。それを感じ、呼吸する。一歩後退して少し休む。さらに数歩進み、また戻る。こうして少しずつ海に潜り、そのたびに安全に岸に戻れることを確認する。悲嘆を感じることで悲嘆が消えるわけではない。しかし、過去を思い出して悲嘆に暮れても、現在の生活に戻れることを知れば、心を強くすることができる。

まとめ

- 死によってもたらされた別れではなくても、大切な存在との別れは悲嘆を引き起こす。
- 悲嘆は正常な反応であり、人間に備わる自然な要素だ。
- 悲嘆の痛みは、心と体の両方で感じられる。
- 悲嘆しているときに支えになるのは、痛みを消したり手放したりすることではない。
- 悲嘆を遮断しようとすると、問題はいっそう深刻になりかねない。

15 悲嘆《グリーフ》には段階がある

エリザベス・キューブラー・ロスがモデル化した「悲嘆の段階」（1969）について聞いたことがあるかもしれない。その後の研究により、悲嘆は段階的に経験するものではなく、特定の順序や時間枠で起きるものでもないことが明らかになった。しかし、「悲嘆の段階」が正常で健全な悲嘆の一部を語っているのは確かだ。もっとも、それはどのように嘆く「べきか」を述べる処方箋ではなく、どのように悲嘆するのがベストか、というルールブックでもないことを覚えておこう。「悲嘆の段階」は、悲嘆の過程で経験する感情を説明するものだ。**「悲嘆の段階」を知っていれば、自分や愛する人がそのいずれかを経験していても、それが悲嘆の正常で健全な一部なのだとわかる。**

・否認

ショックと否認は、悲嘆がもたらす圧倒的な痛みを乗り越えるのを助ける。もっとも、起きたことをすべて否定するという意味ではない。直面する状況と否応なく待ち受ける新たな現実をどのように受け止めるかが徐々に変化していくという意味だ。やがて否認は消え、新たな感情の波が現れる。

・怒り

怒りの底にはしばしば激しい苦痛や恐怖が潜んでいる。怒りをありのままに感じ、表現できれば、そうした感情を表面に引き出して対処できる。しかし多くの人は怒りを恐れ、それを表に出すことを恥ずかしく思うように教えられてきた。そのため、わたしたちは怒りを表に出さないようにするが、隠そうとすると、怒りは別のときや場所で湧き上がる。友人や医師、家族に対して怒りを爆発させるさまは人が違ったように見える。

怒りは人を奮いたたせ、変化を起こさせる。自分でコントロールできないことに対して怒りを覚えたら、体を動かそう。人間は本来、そうやって生理的な興奮を利用するようにできている。怒りによって生じたエネルギーを発散させると、少なくともしばらくの間は落ち着きを取り戻すことができる。ひとたび体が落ち着けば、頭も冷静になり、自分の思考や感情、あるいは解決すべき問題がはっきりしてくる。この作業を信頼できる友人や愛する人とともに行ったり、書き留めたりするのは有益だ。怒りの感情についてひとりで思い巡らせると、怒りや攻撃性はむしろ激しくなる（Bushman, 2002）。

怒りを感じたときに、体を動かして発散するのではなく、深いリラクゼーションによって気持ちを落ち着けようとするのは難しいかもしれない。しかし自分に最適な、ガイド付きのリラクゼーションの方法が見つかったら、それは次なる怒りの波が来るまで心身をリラックスさせるのに役立つ。

•取引

これは、「もし、……だったら」とか「……しておけば」といった思いにふけることだ。起きるのはほんの一瞬かもしれないし、数時間、あるいは数日かもしれない。この小道を進むと、自責に行き着きやすい。あのとき別の選択をしていたら状況は違っていたのではないか、と考え始める。人によっては、神と交渉し始める。すべてが元通りになることを願いながら、これからは行動を改めます、ものごとをより良くするために人生を捧げます、と約束するかもしれない。

•抑うつ

「抑うつ」という言葉は、ここでは、死別のあとに訪れる深い喪失感、激しい悲しみ、虚しさを意味する。それは喪失や憂うつな状況に対する正常な反応であって、精神疾患ではない。

人が抑うつになると、時として周囲の人はそれを恐れ、治そうとしたり、さらに悪いことに抑うつから抜け出させようとしたりする。

しかし、抑うつが健全な悲嘆の一部であることを認識した人は、自らその痛みを癒そうとし始める。つまり、通常の生活に戻ろうと努力したり、自分の幸福に気を配ったりできるようになるのだ。第1章で取り上げたアイデアやツールはここでも活用できる。痛みを否定したり、押し殺したり、隠したりする必要はない。これについてはあとで説明する。

• 受容

悲嘆に十分な時間とスペースを与えると、再び前進して人生に積極的に関わろうと思えるようになる。「受容」は、新たな現実を是認したり好ましく思ったりすることと誤解されがちだが、そうではない。新たな現実は依然として意にかなうものではないし、望ましいものでもない。しかし、受容の段階では、人は新たな現実を受け入れ、自分の欲求に耳を傾け、新たな経験に心を開き、新たなつながりを作り始める。

受容によって悲嘆が終わるわけではないことも、知っておく必要がある。新たな状況で生きる方法を見出したと思えるのはほんの束の間かもしれない。故人への強い想いや、「取引」に引き戻される瞬間もあるだろう。このように感情が行ったり来たりするのは正常なことであり、人生において新たな挑戦や経験に直面するたびにそうなる。つまり、新たに満足や喜びを感じられるようになればそれで良いのであり、怒りや悲しみ（あるいは他の感情）の波が押し寄せてきても、後退しているわけではないのだ。悲嘆は常に訪れ、その波は予測できないが、人は悲嘆を「悪」と見なさなくなる。

まとめ

- 否認は、圧倒的な悲嘆の痛みに耐えて生き抜く助けになる。否認が薄れるにつれて、感情の新たな波が表面化する。
- 自分にはコントロールできないことに怒りを感じるときには、体を動かそう。生理的な興奮を利用してエネルギーを発散すれば、しばらくの間、落ち着きを取り戻すことができる。
- 「もし、……だったら」と思い巡らすことは自責につながりやすい。
- 抑うつは死別の後に起きる正常な反応である。
- 受容は新たな現実を是認したり、好ましく思ったりすることではない。

16

喪失を乗り越える方法

では、悲嘆《グリーフ》と呼ばれる、この強烈で混沌としていて捉えにくい経験は、どうすれば乗り越えられるだろう。

ウィリアム・ウォーデンは２０１１年に「喪失を乗り越えるための四つの課題」を記述した。

1. 喪失後の新たな現実を受け入れる

2. 悲嘆の痛みと向きあう

3. 愛する人が存在しない環境に適応する

4. 故人と新たな形でつながりながら、今の生活を続ける

喪失の後、人はさまざまな方法で悲しみに対処する。痛みや辛い感情に浸る人もいれば、そうした感情から目を逸らそうとする人もいる。どちらも間違いではない。実際、人はそのどちらも必要とする。悲嘆を一気に解消することはできないし、強い痛みを休むことなく感じ続けることもできない。もっとも、悲嘆に対処するには、悲嘆を感じるスペースを自分に与える必要がある。そのプロセスでは、**痛みを感じることと、気晴らしや慰めによって心身を休めることの間を、行ったり来たりする**ことになる（Stroebe & Schut, 1999）。

このプロセスでは、感情——思い出の品を見たり思い出の場所を訪れたりして積極的に呼び起こした感情であれ、自然に湧き上がった感情であれ——と共に時間を過ごすことが欠かせない。話したり、書いたり、泣いたりすることで、感情は解き放たれて表出する。感情と一歩距離を置く必要を感じたら、他のことに注意を向けてストレス反応を抑制しよう。苦痛に圧倒されそうなときには、第3章で紹介したセルフ・スージング（自己鎮静）のスキルが役に立つだろう（127ページ参照）。ヨガのグラウンディング（地に足をつける）のテクニックも、有益かもしれない。性格や状況、故人との関係、悲嘆のプロセスは人によって異なるので、型にはまった処方箋はない。**重要なのは、短くても回復するための時間を過ごせる安全な場所を見つけることだ。**

「がんばって乗り越える」という流儀や、喪失から目を逸らそうとすることの問題点は、絶え間ない努力が必要とされ、心を休める暇がないことだ。努力をやめたら悲嘆に圧倒されそうなので、ひたすら忙しくしていようとする。痛みと距離を置こうとすると、常に気を張っていなければならないので、心が休まらない。その結果、行き詰まる。また、強い苦痛を表面下にとどめようとすると、当人にも周囲の人々にもダメージを与えるだろう。一つの感情とのつながりを断つと、すべての感情とのつながりが絶たれるからだ。

感情をすべて許そう

悲嘆の最中には、自分の感情をすべて許そう。絶望、怒り、当惑、さらには、喜びを感じてもいい。微笑みたいときには微笑もう。顔にあたる暖かな日差しを楽しもう。誰かの冗談に笑ってもいい。すべてOKだ。再び自分の人生を生きようとするときには、罪悪感を覚えがちだが、悲嘆のプロセスにおいて、束の間の喜びを自分に許すことは、痛みを受け入れることと等しく大切なことだ。時が経つにつれて人生との関わりを取り戻し、それが忘却を意味しないことを理解する。愛とつながりは続くのだ。

日々、小さな一歩を踏み出そう

小さな一歩の力を過小評価してはいけない。まっすぐ立って顔を洗うのが大変だと感じるのであれば、毎朝、顔を洗うことが今の目標だ。今いる場所からスタートして、ひとつひとつのハードルを越えていこう。

■期待しない

どう感じるべきか、どのようにふるまうべきか、どのくらい早く回復すべきか、という期待は悲嘆を深めるだけだ。そのような期待の多くは、かつては悲嘆が誤ってタブー視されてきたことに由来する。悲嘆の最中にある人々は、自分はこうあるべきだと期待すると、それができない自分は頭がおかしい、何もかも悪くなる一方だ、自分は弱く孤独だ、と思い込む。実際は、そのような感情や気分の浮き沈みは悲嘆のプロセスの正常な一部である。黙り込んで悲嘆を押し隠そうとすると、自分が正しい方向に向かっているかどうかわからなくなる。より有益な対処法はそれとは逆で、自分とも他者とも思いやりに満ちたつながりを育み、安全な場所で自分の感情を表現することだ。

■表現する

感情を表現するのは必ずしも容易なことではない。感情について語りたくてたまらない人もいれば、言葉を見つけられず、口ごもる人もいる。語りたいと思う人は、信頼できる人を見つけて語り始めよう。他の人の負担になりたくない、動揺させたくないと思うのは正常なことであり、そう思う人は、そう言おう。どちらの場合も、良き友人は協力を惜しまないだろう。

語るのが難しい場合は、書こう。どのような形でも、言葉が浮かんだらそれを書き留めていくのだ。思考や感情を表に出して書き記すことは、心と体で起きていることを理解する助けになる。そうして辛い感情を処理するのは、グリーフワーク（悲嘆のプロセス）の一部だ。

絵画、音楽、運動、詩などで感情を表現する人もいる。何であれ、それが提供する安全な道を通ってありのままの感情を解き放ち表現できるのであれば、時間とスペースを割く価値がある。何から始めたらいいかわからない場合は、自分にとって自然なことや、過去に役立ったことから始めよう。あるいは、単に、それはどんなものなのか、という好奇心から始めてもいい。

記憶し、生活を続ける

誰かを思い出すと心が痛む。その人のいない今を生きようとするとやはり心が痛む。このふたつの経験は互いに矛盾しているように思える。残された人は人生を歩んでいかなければならないが、不意に小さな思い出が現れて、打ちのめされる。

しかし、時が経つにつれて、このふたつは互いに矛盾しなくなる。あるいは、このふたつを共存させる方法が見つかる。人生を生きるためのニーズと、故人を思い出し、つながりを保っていたいというニーズが、共存できるようになる。故人の人生を祝福する時間を持ったり、故人との関係を継続させるための儀式を行ったりしながら、日々、過去と現在の両方を尊重する生き方を意図的に選択できるようになるのだ。

グリーフワークとは、痛みに足を踏み入れ、痛みが自分の中に流れ込むのを許し、そうすることで自分をなだめ、支え、そこから再び抜け出して、今の生活に踏み出し、悲嘆に疲弊しつつも、心身に休養と栄養を与える方法を見つけることだ（Samuel, 2017）。

傷の周りで成長する

喪失が残した傷は、治すべきものでも、癒やすべきものでもない。わたしたちはその人を忘れたくない、覚えていたい、つながりを感じ続けたい。だから、傷は小さくならないし、消えたりもしない。傷の周りに生活を築こうと懸命に努力しても、傷は残る（Rando, 1993）。この気づきは、セラピーにおいて多くの人の役に立つ。わたしたちにとって故人はかつてと変わらず大切だから、喪失の痛みは続く。けれども、やがてわたしたちは、悲嘆を抱えながらも、故人の人生を認め、意味と目的のある人生を創造し、成長し始める。

故人とのつながりを記憶し、祝福し、感じながら、生き続ける方法を見つける。苦しみも喜びも、絶望の意味も、すべて人生の一部であることを学ぶ。自分が這い上がってきた崖の深さを知り、自分には生き延びる力があることを学び、そこから進み続けるのだ。

専門家の支援を得る

カウンセラーやセラピストのもとを訪ねるのは、悲嘆への対処法として間違ってはいない。悲嘆の痛みを乗り越えるにはサポートが必要だが、誰にでも信頼できる人や心を開いて話せる人がいるわけではない。そんなとき、セラピールームは聖域になり、ありのままの感情を安全に解放することができる。セラピストは苦しむ人に寄り添い支えるための訓練を受けている。クライアントが自分の状況や悲嘆について正しく理解し、安全に対処できるよう、スキルを駆使して導き、クライアントがかつて経験したことのない方法で話を聞く。判断やアドバイスをせず、ものごとを小さく捉えて解決しようとしたりもしない。グリーフワークは痛みを通してなされることを知っていて、自分たちの仕事はクライアントと共にその苦痛を経験し、必要とされるときにガイドを提供することだということを知っている。

まとめ

- グリーフワークは、痛みを通して行われる。
- 愛する人を失った生活に慣れるのには時間がかかる。
- 肉体として存在しなくなった大切な人とつながり続ける方法を見つけなければならない。
- 新たな現実を受け入れることは、自分にとって大切なことに関わり続けることを意味する。どのように感じようと、それはそれでいい。
- 小さな歩みと着実な進歩を過小評価してはいけない。

17 強さの柱となる8つのもの

悲嘆《グリーフ》を専門とする心理療法士ジュリア・サミュエルは、悲嘆を通して生活を再構築しようとするときに助けになる重要な構造を設定した（2017）。その構造を構築するには、作業と忍耐が必要なので、彼女はそれを「強さの柱」と呼ぶ。そのひとつひとつを育てることで、わたしたちは悲嘆を乗り切るための、堅牢な支えを得ることができる。その柱を以下に挙げる。

1．故人との結びつき

愛する人を失っても、その人との結びつきや愛が終わるわけではない。喪失に適応するには、共に過ごした場所を訪れたり、お墓参りしたりするなど、故人を身近に感じる新たな方法を見つける必要がある。

2．自分との関係

本書の他の章では、自己への覚醒の重要性に触れている。悲嘆を乗り越えるためにもそれが必要だ。自分の対処メカニズムを理解し、悲嘆の中にあっても自分の健康と幸福に配慮するために、できるだけ自分のニーズに耳を傾けよう。

3．悲嘆を表現する

悲嘆を表現するのに正しい方法はない。静かな内省や追悼であれ、友だちと語りあうことであれ、こみ上げてくるものを感じ、表現することを自分に許そう。それは悲嘆の自然なプロセスだ。感情に圧倒されそうなときは、第3章で提案したスキルが役に立つだろう（122ページ参照）。

4．時間

悲嘆から抜け出すのにかかる時間を予想すると、自分を苦しめることになる。何もかもに打ちのめされるように感じるときには、無理に未来を見ようとせず、その日その日に気持ちを集中させたほうがいい。悲嘆に期限を設けて、自分にプレッシャーをかけると、苦痛と悲嘆がさらに強くなるだけだ。

5．心と体

第1章で述べたように、体と感情と思考と行動は、バスケットに編み込まれた籐づるのようなものだ（74ページ参照）。一つを変えると他のすべてに影響が及ぶ。したがって、そのすべてに配慮することが重要だ。定期的な運動、正しい食生活、社会的なつながりは、精神の強さが求められるときに、それを増強するのに役立つだろう。

6．境界線

周囲の優しい人たちが、これからどのようにやっていくべきか、いつ日常生活に戻ればいいか、いろいろ助言してくるときには、境界線を引くという基本的ツールを思い出そう。自己認識を構築しつつあり、自分のニーズに耳を傾けているのなら、自分にとって最も有益なことをするために、時には境界線を引き、維持しよう。

7．決まりごと

人間は本来、予見可能性と冒険、規則性と柔軟性のバランスをとろうとする。喪失を経てメンタルヘルスが脆弱になっているときには、規則的な日常生活を維持し、運動や、社会との接触を保ってメンタルヘルスを守ることが大切だ。ただし、ある程度柔軟になって、悲嘆に暮れることも許そう。

8．集中

自分の動揺を言葉で表現できないときは、自分の内側に注意を向け、体に現れる動揺を視覚化《ビジュアライゼーション》しよう。そうすれば感情と体のコンディションの変化に気づきやすい。

まとめ

- 愛する人と死別した後、生活を再構築するには、時間と労力、そして忍耐が求められる。
- 特別な場所やお墓を訪れるなど、故人を身近に感じられる方法を見つけよう。
- そうしながらも、できる限り自分のニーズに耳を傾けよう。
- 悲嘆を表現する正しい方法はない。
- 悲嘆から抜け出すまでの期間を予測するのはやめよう。

On Self-doubt

第5章

自信をなくしているとき

18 批判や反対意見への対処法

批判や反対意見は、誰もが経験するものだ。しかし、自尊心を傷つけられることなく、それらを糧にして人生を高める方法については、誰も教えてくれなかった。

批判・反対されるのではないかと予想するだけで、心が凍りつき、自分にとって最も大切なことに向かって努力できなくなる。批判や反対に対処する健全なスキルを身につけなければ、代償は高くつくだろう。

もっとも、本節では、他人からどう思われても気にしなければいい、などと言うつもりはない。わたしたちは他人からどう思われているかを気にするようにできている。批判や反対は、ある意味で、周囲の期待に応えられていないことの表れであり、常にではないとしても、拒絶されたり見限られたりする危険性を示唆する。そのため、批判を受けると自然にストレス反応が起き、何らかの行動に備えて、態勢を整える。遠い過去においてコミュニティから拒絶されることは、生存を脅かす脅威だった。現代の状況は多少異なるが、拒絶や孤独は依然として健康にとって大きな脅威であり続けている。そのため脳は、集団の中で安全に生きることを重視する。

他人からどう思われているかを想像する能力は、集団の中で安全に生きるためだけでなく、社会的集団の中で役割を果たすためにも欠かせない。自己意識とアイデンティティは、自分の経験や他者との関わりだけでなく、他の人々が自分のことをどう思っているかを想像することによっても構築される（この認識は「鏡に映る自己」と呼ばれる（Cooley, 1902））。**そのため、自分が他者にどのように思われているかという認識が、自分の次の行動に影響するのは理にかなっている。**

したがって、他人からどう思われても気にしなくていい、と自分に言い聞かせても、いっときは気分が上がるかもしれないが、その効果は長続きしない。

ピープル・プリージングに気をつける

ピープル・プリージングは単に「親切な人」という意味ではない。誰でも、人には親切にした方がいいと言うだろう。ピープル・プリージングは、自分の健康や幸福に不利益が生じても、常に自分より他人を優先させる行動パターンだ。そのせいで自分の欲求や好き嫌いを口に出すことができず、他者との境界線はもとより、自分の安全さえ保てなくなる。本当はノーと言いたいのに、ノーと言うべきなのに、イエスと言ってしまう。利用されていることに怒りを覚えるが、その状況を変えることを要求できない。ミスを犯したり、間違った選択をしたり、誰かの機嫌を損ねたりする可能性は常にあるため、批判されることへの恐れが消えない。その誰かが、好きでもなく、一緒に過ごすこともない人であっても。

誰でも仲間に認めてもらいたいと思うものだが、ピープル・プリージングは、それが度を越している。もしも、反対意見や異なる意見を言うと怒りや軽蔑をもって非難されるような環境で育ったら、他人を常に喜ばせることが生存のためのスキルとなり、子ども時代を通じて、その処世術を磨き上げるだろう。しかし、やがて大人になったとき、そのような行動パターンは人間関係に害をもたらす。何か行動を起こそうとしても、周囲が何を期待しているかが気になって、自由に動けない。また、新たな人間関係を築く上でも妨げになる。相手が同等の好意を返してくれるという保証はないからだ。

ピープル・プリージングの人生をさらに複雑にしているのは、人は反対意見を持っていても、それを口に出すとは限らないことだ。情報が得られないと、脳はその空白を自分で埋めようとするため、他者が何も言っていなくても、批判されているように感じることがある。「スポットライト効果」とは、自分は他者から大いに注目されていると思い込むことで、トマス・ギロビッチとケネス・サビツキーが指摘した（２０００）。わたしたちは、自分はスポットライトの中心にいて、他者から注目されていると思いがちだ。**実際は、誰もが自分にスポットライトをあてているのだが、スポットライト効果のせいで、他者から批判的に見られていると思い込みやすい。**

社会的な不安を感じる人は、自分が周囲の人にどう思われているかを、人並み以上に気にかける（Clark & Wells, 1995）。しかし、自信のある人は、外に注意を向ける傾向にあり、ひいては他者に関心を寄せる。

脳が本来、他者による評価を大いに気にするのであれば、あるいは、わたしたちにピープル・プリージングの傾向があるのなら、それらとどうやって共存すればよいだろうか。どうすれば、他者からの批判や反対に悩まされることなく、有意義な人間関係を築くことができるだろうか。誰かに批判され、足がすくみ、自分の信条に沿う道を歩めなくなったとき、どうすれば自分を立て直すことができるだろうか。

批判に対処するためのタスク

- 自尊心を保ちながら、有益な批判を受け入れ活用する能力を養う。
- 批判的な意見にも心を開き、進歩のための糧とする。
- 他者の価値観に基づく批判は無視する。

●考え、学び、前進し続けるために、自分にとってどの意見がなぜ重要かをはっきりさせる。

人の世界観に基づくことを理解する

人を厳しく批判する人の多くは、自分に対してもそうしがちだ。彼らは、自分に対しても他者に対しても、そのように話すことを学んできたのだろう。彼らから批判されても、それが彼らの流儀だからそうするのであって、わたしたちの人間性に問題があるわけではない。それが人格に対する個人的な攻撃で、今後の自分にとってためになるものでない場合はなおさらだ。

人間は自己中心的に考えがちなので、他の人も自分と同じ価値観とルールに従って生きていると思い込みやすい。したがって、**批判は、あくまで批判する人の世界観に基づくものであり、そのもととなる人生経験、価値観、パーソナリティは人によって異なる**という事実を無視している可能性が高い。

人は独自のルールに基づいて他者を批判することを理解し、覚えておくことは有益だ。とりわけピープル・プリージング気味の人にはそうだろう。わたしたちは誰からも褒められたいと思っているが、人はそれぞれ独自の考えや意見を持っているので、すべての人を喜ばせるのはとうてい不可能だ。親しい人の意見をわたしたちは尊重しやすく、その分、その人から批判されると、よけいに辛く思えるが、非難の背景を理解しやすいとも言える。

重要なのは文脈《コンテクスト》だが、わたしたちはつねにそれを把握できるわけではない。コンテクストがわからなければ、批判の真意はいっそう理解しにくい。批判は一個人の経験に包まれた、その人独自の考えにすぎない。それでもわたしたちは批判されると、自分について事実を語るものとして受け止め、自分の価値を疑いがちだ。

恥から立ち直る方法を学ぶ

すべての批判が悪いわけではない。特定の行動に焦点を絞った批判であれば、批判された人は反省し、過ちを正して関係を修復しようとする。一方、批判が人格や自尊心に向けられたものであると、批判された人は恥を感じる。

恥は強い苦痛を伴う感情で、怒りや嫌悪感など、他の感情と混ざり合うこともある。人前で感じることの多い恥じらい《エンバラスメント》に比べると、恥《シエイム》ははるかに強烈で、話すことも明晰に考えることもできなくなり、隠れたい、消えてしまいたい、と思う。その衝撃は体中で感じられ、立ち直るのは難しい。

恥は脅威システムを稼働させ、他のすべての感情が圧倒されるように感じる。怒り、恐れ、嫌悪感が押し寄せ、丘を越えて兵がどっと攻めてくるかのように、自分に対する批判や誹謗中傷が次々に攻撃してくる。わたしたちは本能的にそれらの猛攻を遮断しようとするが、恥を無視するのは容易ではない。そこで、一時的な救いをもたらしてくれる、熱中しやすく中毒性のある行動に走る。

恥から立ち直る方法は学ぶことができる。それは自己成長の実践《ライフプラクティス》でもある。**恥に対する回復力《レジリエンス》を高めることは、恥を感じないことではなく、転んでも、埃を払い落として、再び立ち上がる方法を学ぶことなのだ。**

恥を経験しても、自尊心を損なうことなく、そこから立ち直れるようになるには、次に挙げる行動が求められる。

- 自分にとって何が「恥」を引き起こすかを知る。人生には、自分の人間性の一部と見なしている側面がある。それは生い立ち、容貌、あるいは創造性かもしれない。何であれ、自尊心につながるものが傷つくと、恥を覚えやすい。自尊心を育み維持するには、ミスをしても自分の人間としての価値が損なわれるわけではないことを理解しよう。
- 批判やそれに基づく評価が本当に正しいかどうかチェックする。それを下したのが他者であれ、自分自身であれ、評価や見解は事実ではない。それらは物語にすぎないが、この世界での経験を大きく変える可能性がある。自尊心を守るには、中傷や個人的な攻撃を気にせず、具体的な行動とその結果に注目しなければならない。また、不完全で、ミスをしたり失敗したりするのは人間であることの一部だと自分に言い聞かせよう。失敗しても自分は無価値だと思わなくていい。失敗から学ぶことで、それぞれの経験を糧にして成長できる。

- 自分にかける言葉に気をつけよう。批判を完全に跳ねのけることのできる鎧《よろい》は存在しない。そもそも最悪の批判者が自分の頭の中にいるのであれば、鎧が何の役に立つだろう。厳しいコメントや批判をされて、呆然とすることがある。当然ながらそれからの数時間、頭の中でそれらの批判を繰り返す。脳にとって批判は脅威なので、脳はそれに注意を払いたいのだ。しかし、頭の中でそれを繰り返すたびに、ストレス反応が再び起きる。つまり、みぞおちを一回殴られただけで、一〇〇回殴られたように感じられるのだ。今後の人生にプラスになる有益な批判は時間をかけて熟考する価値があるが、悪意のある無益な批判を反芻しても、自分で自分を傷つけるだけだ。

- 批判されたら、正しい方法で自分に語りかけよう。恥から立ち直るには、そうする必要がある。恥を感じると、自己嫌悪に陥り、自分を責め続けなければならないと思い込む。自分は敬意や思いやりを受けるに値しない、甘やかすと責任を逃れて努力しなくなる、と考えるのだ。しかし、再び立ち上がりたければ、自分を叩くのをやめなければならない。あらゆる批判を活用するカギは、自分の味方になることだ。自分に大いに同情すれば、力を取り戻し、批判に耳を傾け、自分のためになる批判と、単に自尊心や自信を打ち砕くだけの批判を見分けられるようになる。

- 恥の経験を、信頼のおける人に明かそう。恥を秘密にし、黙り込んで反芻していると、それは増大する。共感してくれる人に恥の経験を語ることで、それを終わったことにして、前進できる。

自分を理解する

批判に負けず生きたい人生を歩むために、次のことを心に刻もう。

- 自分にとって誰のどの意見が真に重要なのか。なぜそうなのかをはっきり理解しよう。「誰がどう思おうとかまわない」と言ってしまうと、この世界の不安定さから目を背けることになる。聞く耳を持たなければ、コミュニケーションの道は閉ざされ、重要な声が聞こえなくなり、意味のある人間関係を築けない。ただし、誰の意見が重要かというリストは短くしておくべきだ。また、誰の意見が重要かを知るのは、その人たちを喜ばせるためではない。彼らからのフィードバックが賛辞でなくても、それが正直な意見で、自分のためになるとわかっていれば、わたしたちは喜んで耳を傾ける。

- 自分がなぜそうするのかを理解しよう。わたしたちが最も必要とするのは、自分自身からの賛辞だ。自らの価値観や信条にそぐわない生き方をすると、生きがいや満足を感じられない。道から外れないためには、自分がどのような人間になりたいか、どのように生きたいか、世の中にどのように貢献したいかを理解する必要がある。それをはっきり理解できていれば、どの批判を受け入れ、どの批判を聞き流せばよいかを、容易に判断できるようになる。

- 馴染みのある批判がどこから来ているのか、正当で有益なのか、それとも自分にとって有害なのかを、はっきりさせよう。批判的な人が身近にいると、その人が何か言う前に声が聞こえてくる。絶え間ない批判を自分の中に取り込むうちに、それが自分に対する語り方になる。つまり、過度に自己批判的な場合、それは学んで身につけた習慣なのだ。それがわかれば、自分に対するより有益な語り方を学び直せるだろう。

まとめ

- 批判や反対意見に対処するための健全なスキルを学ぶことは重要だ。
- 人間は他者が自分をどう思っているかを気にするようにできている。したがって、気にしなくていいと自分に言い聞かせても、問題は解決しない。
- ピープル・プリージングは単に人に親切にすることではない。自分の健康や幸福に不利益が生じても、常に他者のニーズを優先させることだ。
- 一部の人がなぜ激しく非難するのか、その理由を理解しよう。
- 自尊心を養い、恥に対する回復力を高めることは可能であるだけでなく、そうすれば人生が変わる可能性がある。

19

自信を培うためのカギ

わたしは小さな町で育ち、一〇代の頃はかなり自信家だった。けれどもその町から二〇キロメートルほど離れた大学に入学したとき、自分の一部だと思っていた自信の大半は、一緒についてきてくれなかった。無力感にとらわれ、自信が持てず、周囲に溶け込めるかどうかわからなかった。しかし時が経つにつれて、大学生活は新たな日常になり、わたしは徐々に自信を取り戻していった。

卒業後、依存症の治療機関で研究職に就いた。大学では、するべきことができるという自信を持っていたが、それでは不十分だった。新しい分野で自信を積み重ねていくには、またしても無力感に耐えなければならなかった。同じことはその後も続いた。臨床研修が始まったとき、資格試験のとき、第一子が誕生したとき、独立して開業したとき、そしてソーシャルメディアで自分の仕事を公開するようになったとき。

毎回、十分あるように思えた自信が突如として不十分になり、再び無力感にとらわれた。自信は家を建てるのに似ている。新しい場所に行くと新しい家を建てなければならない。けれども、すべてをゼロから始めるわけではない。新しい領域では未経験のことを試み、無力感を経験し、失敗を犯す。しかし、困難を乗り越えることで、自分は大丈夫だという自信をいくらかつけて、人生の次章へと進んでいく。自信があるので、何度も思い切って飛ぶことができる。それはサーカスの空中ブランコ乗りが、次のバーを摑む前に、今のバーを手放すのに似ている。ブランコ乗りは常に無防備で、安全は保証されない。けれども挑戦するたびに、必要な勇気が湧き上がり、リスクに立ち向かうことができる。

自信を培うには、未知の世界に飛び込むといい

自信《コンフィデンス》は快適さ《コンフォート》とは別物だ。自信に関して最大の誤解の一つは、それを「恐れ知らずに生きること」と捉えることだ。自信を育てるために大切なことはまったく逆で、重要な行動を起こすときに恐れを恐れとして感じることだ。

何かに自信が持てるようになると気分がいい。そこに留まり、現状を保ちたくなる。しかし、そこに留まっていると、自信はそれ以上大きく育たない。自分はうまくできるとわかっていることだけやっていると、新しいことや未知のことに対する恐れが膨らむ。

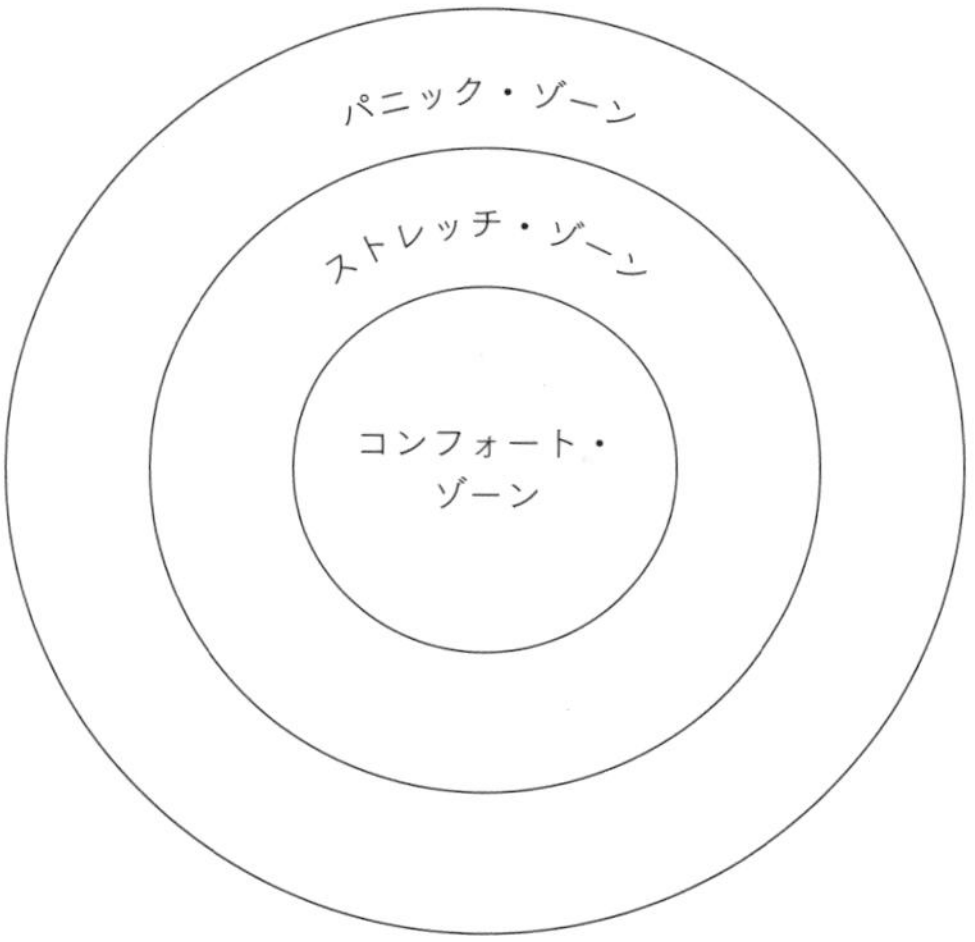

図8：学習モデル（Luckner & Nadler, 1991）

自信を育てるには、自信を持てない領域にあえて踏み込む必要がある。**未知の世界に足を踏み入れ、自らの恐れに向き合おうとする勇気が、自信を育てるのだ。**まず必要なのは勇気であり、その勇気が自信を育む。だからといって、精神的に圧倒されるほどのリスクに飛び込む必要はない。

ここで重要なのは、恐れは最善を尽くす助けになるということだ。恐れを排除しなくても挑戦できるようになるには、恐れとの関係を変える必要がある。**つまり、恐れと共存することを学ぶのだ。**

上の図は、自信を育てるためのガイドとして使える学習モデルだ（Luckner & Nadler, 1991）。快適な範囲《コンフォート・ゾーン》に留まっているのは日常のどの側面か。冒険の範囲《ストレッチ・ゾーン》に入り、難しいがコントロールできそうなのはどんなことか。パニックに陥りかねないのはどのタスクか。書き出してみよう。冒険の範囲《ストレッチ・ゾーン》に足を踏み入れるたびに、わたしたちは勇気を出し、自信を育んでいる。

自信を育むプロセスは、自分を受容し、自分への思いやりを育み、弱さや恐れの価値を学ぶプロセスでもある。バランスをとることが求められるし、常に楽にこなせるわけではない。そのプロセスでは、本書のすべてのツールが役に立つ。それらは、未知の世界にあえて飛び込み、苦しさに耐え、力をつけて戻ってくることを助けるだろう。

ストレッチ・ゾーンへ踏み出すために必要なもの

- 自分は努力すれば向上できることを認める。
- しばらくの間、無力であることに耐える。
- 成功するしないにかかわらず、つねに自分を応援し、最善を尽くす。自分を思いやることを人生の指針とし、自分にとって最悪の批判者ではなく、コーチになる。
- 挫折による恥を避けようとして夢を諦めたりしないよう、恥の切り抜け方を理解する。詳細は第3章を参照のこと。
- 自信を培うために、常に恐れを感じながら生きる必要はない。恐れに足を踏み入れ、恐れと向き合い、恐れから抜け出し、明日のための元気を取り戻す時間を持つことを、日々の習慣にしよう。恐れについては第6章を参照のこと。

自尊心を高める必要はない

自尊心を高め、自信を持つことができれば人間関係も何もかもうまくいって幸せになれる、という考え方に基づく一大産業がある。

一般に、自尊心とは自分を肯定的に評価し、その評価を信じられることを意味する（Harris, 2010）。自尊心を高めるのを手伝おうとする人々は、長所や強みを書き出すことを勧め、この世の中で「成功」できる、と信じこませようとする。だが、この「成功」という考え方に問題がある。わたしたちは「成功」を富、勝利、目立つこと、他者から認められることと結びつける。そして「勝っている」ことを知りたくて、自分と他者を比べようとする。しかし、仮に世界中の四六億人のネットユーザーの中に成功者を探すと、必ず、何かで自分より成功している人が見つかる。すると自分を敗者と見なすようになり、自尊心は打撃を受ける。

では、オンラインではなく、オフラインの世界で、友人や家族と比べたらどうだろうか。そんなことをすると、健全な人間関係を築けなくなる。相手の人間としての価値を「成功」という物差しで測り、自分と比較するのであれば、真の絆を結ぶことはできない。自分は職を失い、一方、友人は昇進したらどうなるだろうか。ある心理学者グループの研究によると、自尊心の高さは良好な人間関係とも良い業績とも無関係だった。むしろ、傲慢さ、偏見、差

別と相関していた (Baumeister et al., 2003)。加えて、自尊心を高めようとする介入が有益だという明らかな証拠は見つからなかった。

成功を条件とする場合、自尊心は当てにならない。成功とは心理的な家賃であり、支払いをやめることはできない。自分が十分には成功していないという兆候に気づくと、たちまち自分に「敗者」というラベルを貼る。そして、成功者でなくなるという恐れに駆られて、成功という回転車でハムスターのように走り続けるのだ。

ポジティブなアファーメーションに頼らない

ソーシャルメディアのサイトを開くと、毎日のようにアファーメーション（ポジティブな自己暗示の言葉）に出会う。背景にあるのは、「肯定的な言葉を何度も自分に言い聞かせると、それを信じられるようになり、実現できる」という考え方だ。だが実際には、そう簡単にはいかない。もともと自尊心が高く、自信がある人は、アファーメーションを繰り返すと、多少、気分が良くなるだろう。しかし、自尊心の低い人は、自分が信じていないアファーメーション（たとえば、「わたしは強い人間だ、わたしは魅力的だ」など）を繰り返したり、それが事実だという根拠を探したりすると、かえって気分が落ち込むことが、研究によってわかっている (Wood et al., 2009)。

おそらく原因は内なる自分との対話にあるのだろう。自分は強い人間で魅力的だと口に出して言っても、実際はそうではないと思っていたら、内なる批評家が現れて、自分は強い人間でもなければ魅力的でもないという理由を並べ立てる。すると内なるバトルが始まり、気分が落ち込むような現実を、否定しようとしても何度も突きつけられる。

では、どうすればいいのだろうか。前述の研究では、自尊心の低い人はネガティブなことを考えてもいいと言われると、気分が落ち着くことがわかった。信じられないことを信じようとして葛藤する必要がなくなるからだ。**自分が強い人間だと思えない日には、そう思う必要はない。自分は弱い人間だと時折感じるのは、人間であることの一部だ。**それには思いやりと励ましで対処するといい。そうすれば自信を感じられるものに、再び目を向けられるようになる。なりたい自分になれるよう、すべてのツールを活用して辛い時期を乗り越えよう。自分をポジティブに捉えたければ、行動によってその証拠を増やすといい。

自尊心の低い人にとって、アファーメーションは最善の戦略ではなさそうだが、言葉はやはり重要だ。もし間違いや失敗を犯して激しい自己攻撃が始まったら、そのままにしてはいけない。プロのアスリートにプロのコーチがついているのには理由がある。コーチを持たないわたしたちは、自らコーチにならなければならない。失敗しても埃を払い落として立ち上がれるようにするのも、コーチの仕事だ。プロのコーチは言葉でわたしたちをいじめたりしないし、わたしたちが信じられないアファーメーションを繰り返したりしない。彼らは誠実で責任感があり、無条件の励ましとサポートを提供する。成績がどうであれ、わたしたちの味方であり、わたしたちの利益を最優先する。それを自分のために行うのは容易ではないが、練習すればできるようになる重要なスキルだ。

ツール

リストアップと完璧な保護者

緊張しそうなことに自信を持てるようにするには、恐怖心を無理やり退けるのではなく、受け入れて共存する練習をするといい。もっとも、強い恐怖やパニックを引き起こす状況に身を置く必要はない。実際、それはおすすめできない。そうではなく、水の中につま先をちょっと入れる練習をしよう。少しだけコンフォート・ゾーンから出て、圧倒されない程度のストレスを経験するのだ。

- もっと自信を持ちたいと思う状況をリストアップしよう。リストの一番上には、最も圧倒されそうな状況を書く。そして、それよりましだが、やはり圧倒されそうな状況をその下に書く。たとえば、社交的な場面で自信を持てるようになりたければ、リストのトップには、大勢が集まるパーティを挙げるだろう。少しましなのは、知り合いだけのパーティだ。もっとましなのは親しい友人たちとの小さな集まりで、最も気楽に感じられるのは、信頼できる友人と二人でカフェに行くことだろう。リストが出来上がったら、次は実践だ。いきなりトップから始めてはいけない。難しく思えても、どうにかこなせそうなものから始めよう。その行動をできるだけ多く繰り返そう。自信がついて、その状況がコンフォート・ゾーンになったら、リストの上の項目に進もう。

「完璧な保護者」とは、ポール・ギルバートとデボラ・リーが開発したツールで、コンパッション・フォーカスト・セラピー（CFT）で使われる。自信を育むために必要な、自己との対話において役立つ。

- 「完璧な保護者」とは、必要なときにその人のもとに戻れば、自分は守られていて安全だと思える人のイメージだ。コーチと呼ぶ方がしっくりくるようなら、そう呼んでもいい。
- 心の中で、完璧な保護者（またはコーチ）をイメージする（実在の人物でも想像上の人物でもよい）。
- 自分が今抱えている問題、それをどう感じるか、どうしたいか、を彼らに話しているところを想像する。

- 完璧な保護者（またはコーチ）がどう答えるか、時間をかけて詳細に想像し、それを書き留める。そうすれば、その言葉を土台として自信を育てていくことができる。その過程で必然的に自らの弱さに直面することにもなる。

まとめ

- 自信を育むには、まずそれを手放す必要がある。
- 自信を培うために、自信を持てないことに挑戦しよう。それを毎日繰り返し、自信が育つのを見守ろう。
- 状況によって、自信を持てたり持てなかったりするが、自信が育つと、挑戦に伴う恐怖に耐えられるようになることを覚えておこう。
- 最悪のシナリオを想定して圧倒される必要はない。小さな変化から始めよう。
- その際には、自分にとって最悪の批評家ではなく、完璧な保護者（またはコーチ）になろう。

• まず勇気を持とう。その勇気が自信を育む。

20

失敗から立ち直る方法

失敗との関わり方をしくじると、自信を喪失する。もっとも「失敗しても大丈夫、すべてうまくいく」などと言うつもりはない。それは真実ではない。失敗は気楽なものではないし、常に痛みを伴う。誰もが、周囲の期待に応えたいと思っている。失敗は、今の自分がそれに応えられなかったことを示しているのだ。

わたしたちは、自分の失敗との関係だけでなく、他者の失敗への反応も変える必要がある。ツイッターを長く続けていると、失言を過剰に恐れるようになりがちだ。間違ったことをツイートしたら、ユーザーたちが押し寄せてきて、暴言で責めたて、その人が人生をかけて登ってきた高みから引きずり降ろそうとする。言葉の使い方を間違えた人が大慌てで謝罪するのを、わたしは何度も見てきた。ソーシャルメディアが社会を誇張して映し出すことからすると、わたしたちが失敗を強く恥じることをそれは語っていると言える。自己批判が強い人は、他者に対しても批判的になりがちだ。しかし、悪意があってもなくても失敗を犯した人は屈辱や恥を感じるべきだ、と考えるのであれば、自分がリスクを取ってミスすることを許せるだろうか。

わたしは次のことを理解して大いに救われた。それは、**わたしの失敗に対する他者の反応は、わたしの人格や人間としての価値を正確に評価したものではなく、その人の失敗に対する見方を示しているにすぎない**ということだ。社会が失敗を嫌い、人々が互いのミスを攻撃しあう状況では、失敗を受け入れるのは難しいが、まずわたしたち自身が、失敗との関係を変えていかなければならない。

環境が安全であってもなくても、失敗には痛みがつきものだ。そのため、わたしたちは何としても失敗を避けようとする。何かにチャレンジしていても、状況が厳しくなると、諦めて、より簡単で安全な選択肢に切り替えようとする。あるいは、そもそもそうしたチャレンジを始めようとしない。そうした選択には中毒性がある。なぜなら、安心感が得られるからだ。「やれやれ、今日はあれをしなくていい」といった具合だ。これを繰り返していると、それが生活のパターンになる。コンフォート・ゾーンに居座り、無気力で何をする気も起きなくなる。

失敗に抵抗することの逆は、成長と学びの一部として失敗を受け入れることだ。では、どうすれば、そうできるだろうか。何かを頭で理解して言葉にするのと、それを本気で信じるのとは、まったく異なる。言葉が役に立つのは、それを信じられるときだけだ。信じることがすべてであり、信じられることを言葉にしなければならない。したがって、「失敗しても大丈夫」と自分に言いきかせても無駄だ。なぜなら他者がどう反応するかは、わからないからだ。批判する人は常にいる。また、しくじったときに、常に誰かが助けてくれるわけではない。**唯一の選択肢は、精一杯、自分で自分を助けることだ。**失敗から立ち直るときに、他人を当てにできないことを、まずは認識しよう。サポートしてくれる人がいつもそばにいるとは限らない。人に頼れないのだから、転んだ後に埃を払い落とし、思いやりをもって傷の手当てをすることを、自分に約束する必要がある。

■失敗に対処する6つのステップ

1. **失敗がもたらす辛い感情を示す身体的感覚、衝動、行動に注意を向けよう。**長時間のテレビ、アルコール、ソーシャルメディアといった心身を麻痺させるものに自分が浸っていることに気づくかもしれない。失敗の痛みから逃れたくて、わたしたちは感覚を遮断しようとする。その感情に気づかなくても、行動を見ればわかるだろう。

2. **その感情から抜け出そう。**先に述べた、映画『マスク』でジム・キャリーが仮面を外す場面のことを覚えているだろうか。顔から外すと、仮面は力を失う。感情に対しても同じことができる。感情を自分の一部としてではなく、自分の上を通りすぎる一つの経験と見なすのだ。そして**その感情にラベル付け**できれば、感情と距離を置くことができる。自分の思考パターンについても、ラベル付けすることで同じ効果が得られる。心が語る物語は事実ではなく、仮説、意見、ストーリー、あるいは考えにすぎない。それらは、わたしたちが過去や現在に聞いた批判の声や、無力感を覚えたり失敗したりしたときの記憶によって色づけされている。そうした批判の声のパターンと出所がわかれば、思考の流れに名前をつけることさえできる。たとえばそれをヘルガと呼ぼう。「おやおや、またヘルガがやってきて、くだらないことを言っているよ」と。これはかなり効果があり、自己批判からいくらか距離を置けるようになる。それを事実として受け入れるか、あるいは（まったく役に立たない）一つの選択肢と見なすか、選べるようになるのだ。

3. **辛い感情を抑えようとする衝動に気づき、そのような衝動に駆られる必要はない、と自分に言い聞かせよう。**感情と闘うのをやめて感情に身を任せるのは、辛く、痛みを伴う。しかし、やがて感情は通りすぎていく。一方、押さえつけて制止しようとすると、感情はそこに留まり、表面化する機会を待つ。感情を遮断することの逆は、それに興味を持つことだ。近づいて、ステップ4を行いながら、経験全体を観察し理解しよう。

4. **望み得る最善の友人がしてくれるように、自分をなだめ、支え続けよう。**自分に正直になると同時に、無条件の愛とサポートを提供しよう。「それはつらかったね。がんばれよ」と。最高の友は、わたしたちの代わりに問題を解決するのは不可能であることを知っている。けれども、終始わたしたちを支えてくれる。

5. **経験から学ぼう。**アスリートのコーチは、ひとつひとつのパフォーマンスを分析する。そして、悪いところだけでなく、良いところも見つけようとする。同じように、挫折の痛みが和らいだら、その経験を自分のために活かそう。そのときには、うまくいったことにも目を向けよう。何が有益で、何がそうでなかったかを見分けるのだ。自分のコーチになって、経験から学んで前進しよう。

6. **自分にとって大切なものに戻ろう。**失敗や挫折に痛みはつきものだが、自分の価値観にしたがって埃を払い落とし、立ち直ろう。失敗による痛みが残っていると、再びチャレンジする気にはなれないし、それどころか逃げて隠れたくなるだろう。そんなときには、自分の価値観に戻って、なぜこれをしているのかを考えれば、失敗の痛みからではなく、自分が望む人生と目的に基づいて決断できるだろう。もっともわたしは、失敗した後の心の痛みを過小評価するつもりはない。時間をかけることが大切だ。まずはその経験を乗り越えよう。そして準備ができたら、再びチャレンジしよう。

詳細は、価値観をめぐる節（307ページ参照）に綴ったが、失敗の渦中にあるときに、ワークシートを取り出して自分の価値観と合っているかどうかチェックする余裕はないだろう。そのようなときは、こう自問しよう。

「将来、今を振り返ったときに、誇りを持てる選択は何だろうか。一年後に、よかったと思える行動は何か。どうすれば、ここから学んで前進できるだろうか」

まとめ

- 自信喪失の原因の大半は、失敗との関わり方にある。
- 自分の失敗に対する他者の反応は、自分の人格や価値を語るものではない。
- 失敗の痛みは感情を麻痺させたり遮断したりする。初めのうちはその感情に気づかなくても、感情を遮断しようとする行動に気づく可能性がある。

- 自分自身のコーチになって、失敗を学びの経験に変え、最も重要な目標に向かって前進し続けよう。
- 失敗に対する感情の反応が、圧倒されるほど強いこともある。焦らず時間をかけよう。

21

成長するためにも、自己受容が必要

自己を受容しようとするときに多くの人がぶつかる壁は、自己受容は怠惰と自己満足をもたらすという誤解だ。自己受容とはあるがままの自分でいいと思うことだと考え、それは向上心や、達成および変化への意欲を損なう、と彼らは思い込む。しかし実際には、自己を受容し、自分に思いやりを持つ人は、失敗を恐れにくく、失敗しても再挑戦し、次第に自信をつけていくことを研究が示している（Neff et al., 2005）。

自己を受容し自分に思いやりを持つことは、世界に対して無関心になることでもなければ、厳しい状況ですぐ諦めることでもない。無条件に自分を愛することは、時にはその逆を意味する。自分にとって最善だから、より困難な道を選ぶ場合もあるのだ。その結果、失敗したとしても、落ち込んでいる自分を痛めつけたり嫌悪したりせず、立ち直らせるために力を尽くす。

自己受容しない場合との違いは、恐れと不満からではなく、愛と満足感に基づいて奮闘することだ。

自己受容を積極的に深めていかなければ、常に安心を渇望し、嫌いな仕事や有害な人間関係にとらわれたり、怒りを蓄積させたりするようになる。

では、自己受容はどのように始めればよいのだろうか。

内省で自己認識を深める

自分を理解するのは簡単なように思えるが、多くの人は、自分の行動パターンをあまり検討しないまま生きている。それは人生の経験に影響を与えるはずなのだが。**自己を受容するにはまず、自分が何者で、どんな人でありたいかを理解する必要がある。**それは自己認識から始まる。自己認識は内省によって得られる。日記をつける、セラピストに相談する、友人と話すといったことはすべて内省を促し、自分や自分の経験を顧みることを助ける。内省すれば、自分が何者で、今やっていることをなぜやっているのかを、より深く理解できるはずだ。自分を受容するには、自分のニーズに耳を傾け、それを満たさなければならない。注意を払っていなければ、そのサインを見逃すだろう。

このプロセスで重要なのは、自分の誇りに思える部分だけでなく、できれば考えたくない部分、つまり、好きでない部分、不安や後悔を覚える部分、変えたいと思う部分にも注意を向けることだ。ただし、そのようなマイナスの側面について考えるときは、慈愛に満ちた客観的態度で臨むことが重要だ。難しい状況を振り返ることがきっかけとなって、強い感情が誘発され、冷静に考えられなくなるようなら、セラピストのサポートを受けることをお勧めする。

自己受容のビジョンを描く

本書を閉じた瞬間から、無条件に自己受容できるようになったとしよう。それはどのような生活だろう。何が変わるだろう。何にイエスと言い、何にノーと言うだろう。何に対して一生懸命に取り組み、何を手放すだろう。自分にどのように語りかけるだろう。他の人にどのように語りかけるだろう。

これらの問いに対する答えを詳しく書き出して、**自己受容が行動のどのような変化につながるかを具体的に想像しよう。**多くの変化と同じく、まず行動が先で、感情は後からついてくる。自尊心を感じられる人生を送ることで、自尊心が育っていくのだ。この取り組みに終わりはなく、これで十分、ということもない。無条件に自己受容するには、日々、無条件に自分を受け入れて生きていかなければならない。

CFTで自分を丸ごと受け入れる

わたしたちは、生涯を通じて変わらない「自己」の意識を備えているが、状況に応じて感情は変化し続ける。演じる役割や行動は変わり、多くの人はそれを自分の異なる側面ととらえている。幼い頃の経験や感情に対する周囲の反応のせいで、自分のある側面を他の側面より受け入れがたく感じることがある。幼い頃に怒りの感情を抑えることを強いられた人は、大人になってから、怒りを感じる自分を受け入れがたく思うかもしれない。このように、自己受容できるかできないかは感情や経験に左右される。

試してみよう

コンパッション・フォーカスト・セラピー（CFT）（Irons & Beaumont, 2017）で用いられる次のエクササイズを使って、さまざまな感情に自分がどのように反応しているかを知り、一歩下がって、思いやりの心で応じる練習をしよう。

さまざまな感情を引き起こした最近の出来事について、少しの間、考えてみよう。圧倒されないよう、苦痛の少ないものから始めるといい。

1．その出来事について思ったことをいくつか書き出そう。
2．それを思い出すことで湧き上がってくるさまざまな感情（たとえば怒り、悲しみ、不安）を書き出そう。
3．それぞれの感情を認識したら、感情のひとつひとつについて、次の問いに答えよう。
①その感情を体のどこで感じるか。
なぜそこにあるとわかるのか。
②その感情はどの思考とつながっているか。
もし感情が話せるとしたら、何と言うだろうか。
③その感情にはどのような衝動が伴うか。
その感情のせいでどのような行動をとりたくなるか（不安のせいで、逃げ出したくなる、怒りのせいで、誰かに怒鳴りたくなる、など）。
④感情を感じる場所が必要としているのは何か。
その感情を落ち着かせてくれるのは何だろうか。

それぞれの感情についてエクササイズを終えたら、思いやりのある自分、すなわち、自分に無条件の愛と受容を示したいと思っている自分になったつもりで、それぞれの問いに答えよう。

さまざまな感情がある場合は、一つの感情に対してエクササイズを終えたら、それと距離を置いて、次の感情へ進もう。そうするたびに、感情を和らげ、圧倒されることなく、感情をより深く理解できるようになる。

このエクササイズは、混在する感情のひとつひとつを見極めるのに役立ち、受け入れがたく思えた感情さえ、ごく普通の感情であることがわかる。それぞれの感情はある状況についての異なる見方を反映したものであり、どの方向に進むべきかについて異なる結論を導く可能性がある。このように感情を俯瞰する時間を持てば、自分に厳しくすべきだと思う状況でも、自分に思いやりを持てるようになるだろう。

自己批判をやめるポイント

- 自己批判の言葉は、どのように聞こえるだろう。自分はどんな言葉を使っているだろうか。
- 批判の焦点は何か。
- 何について自己批判するか。容姿、成績、性格、人との比較?
- ある種の自己批判は、他者からの批判より有害である。

- 失敗の後には、努力や力量が不十分だと自己批判することがある。
- 自己批判が進むと、自分に憎悪や嫌悪を抱くようになる。その影響は広範におよび、屈辱的だ。

試してみよう

これはすぐできるエクササイズで、内なる批判者から距離を置き、その実体を理解するのに役立つ。

自分がどのような方法で自己批判しているか、そのすべてを思い出し、内なる批判者を具体的な人物として想像してみよう。

その人はどんな姿をしているだろうか。どのような表情と口調で、わたしたちに話しかけるだろうか。どのような感情を表現しているだろうか。目の前に立っていたら、わたしたちはどう感じるだろうか。彼らの意図は何だろうか。間違った方法でわたしたちを守ろうとしているのだろうか。一緒に過ごしたいと思える人だろうか。幸せな人生を送るのを手助けしてくれそうな人だろうか。

そして最後に自問しよう。その批判者と毎日朝から晩まで過ごしたら、どんな影響があるだろうか。

内なる思いやり深い人を見つける

内なる批判者が、（あいにくなことに）人生の大半を通じて自分の中にいたのであれば、彼らに出ていってもらうのはほぼ不可能だ。常に自己批判していたのなら、脳はその回路に容易にアクセスできる。批判者の声がしょっちゅう聞こえるのはそのためだ。**必要なのは、より健全で有益な新たな声で自分に語りかけることだ。**内なる批判者を具体的な人物として想像し、声を聞いたように、内なる思いやり深い人をパーティに招待しよう。この人はわたしたちの最善を願い、自己批判がダメージを引き起こすことをよく知っている。わたしたちが成長し達成することを願っているが、それは恥の観点からではなく愛情からだ。

自分にかける思いやりある言葉とは、どのような言葉だろう。これはポジティブ・シンキングとは異なることを心に留めておこう。内なる思いやり深い人は誠実で優しく、わたしたちの最善を願い、励まし、応援してくれる。他者に思いやりを示すとしたら、どのような言葉を使うだろうか。他者から思いやりのある言葉をかけられるとしたら、それはどんな言葉だろうか。誰かが思いやりを示してくれたときのことを思い出そう。その人は、わたしたちをどのように見ていただろうか。何と言っただろうか。わたしたちはどう感じたか。いつでもその声を聞けるとしたらどう感じるだろうか。

試してみよう

自らの思いやり深い側面を鍛えるには、日常的に何度も思いやることを練習するといい。

自分に宛てて思いやり深い手紙を書いてみよう。自分を変えようとして苦しんでいる親友への手紙のつもりで、書いてみよう。自分が常にその人の味方で、苦しみが和らぐことを願っていることを、どのように伝えるだろう。その手紙を誰かが読む必要はない。自らの思いやり深い側面と向きあい、思いやりを示すさまざまな方法を考えることで、必要なときのために、心の筋肉を鍛えることができる。

自分を思いやる感情にアクセスしにくければ、心から愛している誰かに向けて手紙を書いていると想像しよう。また、愛する人がかけてくれた言葉を使ってみよう。

まとめ

- 自己受容が怠惰、自己満足、意欲喪失の原因になるというのは誤解だ。
- 自分を受容し思いやる人は、失敗を恐れにくく、失敗しても再挑戦しやすいことを研究が示している。
- 自己受容とは、敗北を無抵抗に受け入れることではない。
- 自分を思いやる人は、自分にとって最善であれば、より厳しい道を選択する。

第6章

不安を感じているとき

On Fear

22

どうすれば不安を回避できるのか?

物心がついた頃から、わたしは高所恐怖症だった。大人になる頃にはそのような状況をおおむね避けられるようになっていた。しかし後に夫になるマシューとイタリア旅行に出かけ、ピサの斜塔を訪れたとき、思いがけないことが起きた。塔をながめていると、マシューが二枚の入場券を差し出し、これから上まで登ろうと言ったのだ。わたしは深呼吸し、3・99度傾いた今にも倒れそうな塔をもう一度見上げた。

心臓が肋骨にあたるほど激しく鼓動し、気分が悪くなった。それでも入場券を買ってしまったので登ることにした。斜塔のてっぺんまでは、塔の内部の螺旋状の階段を登っていく。足元の石の床は傾いていて、登るにつれてますます塔が倒れそうに思えてくる。少なくともわたしにはそう思えた。後ろに続く人の列に押されるようにして登り続けた。

頂上に着くと、傾斜はさらにひどくなったように感じられた。ほかの人たちは景色を眺めようと縁に近づくが、わたしはもっと地面に近づきたいという衝動に駆られた。できるだけ縁から離れて、床に座り込んだ。一休みしているふりをしようとしたが、恥ずかしさより転落死を恐れる気持ちのほうがはるかに強かった。床にしゃがみこんでも安全になるわけではないが、理屈ではないのだ。脳が全身に、伏せろ、という強いシグナルを送っていた。眺望を見ることさえできず、石の床を凝視していた。そんなわたしの姿をマシューは写真に収め、この顚末は今では笑い話になっている。

あのときのわたしには何が起きていたのだろう。なぜ、しゃがみたいという衝動に駆られたのだろう。

幼い頃に身につけたこの恐怖症のせいで、あの入場券を見て塔のてっぺんまで登ることを想像した途端、全身が反応した。心臓の鼓動は速まり、呼吸は浅く速くなり、手のひらに汗がにじんだ。傾いた塔は、いつか高いところから落ちて死ぬのではないかという、わたしの予感に拍車をかけた。脳の警報システムは火災報知器のように働く。脳の任務は危険を察知してわたしに知らせることだが、すべての事実を検討する暇はない。そこで体からの遭難信号、五感からの情報、それに前回同じように感じたときの記憶を統合して、危険かどうかを判断する。したがって、火災報知器がトーストを焦がしただけで突然鳴りだすように、**脳の警報システムも間違って作動することがある。**しゃがみこみたいという強い衝動は脳からの提案だった。それをわたしの体は深刻に受け止め、わたしの周囲にいた人たちは面白がった。

恐怖心に圧倒されたわたしは、とりあえず安全だと思えることをした。恐怖心を消したかったからだ。

安全を確保したいという強い衝動を感じるのは悪いことではない。それは脳がわたしたちを守るために全力を尽くしている結果なのだ。重要なこととして、あの行動によってわたしはより安全になったわけではないが、より安全だと感じることができた。

「どうすれば不安を解消できるでしょうか」という質問は、わたしが最も多く受ける質問の一つだ。クライアントがそれを問うのは理にかなっている。不安は不快なものであり、高じると人を圧倒するからだ。不安を感じると、体はそれから逃れようとして精一杯働くので、疲弊する。毎日、不安を抱えて生きたいと思う人はいないはずだ。

わたし自身、ピサの斜塔では足がすくみ、自分の高所恐怖症に対してほとんど無力だった。できるだけ恐怖を避けようとした。へたりこんで景色を見ないようにした。目をつぶった。高いところにいるのではないと自分に言い聞かせようとした。塔から降りて、ようやく恐怖は消えた。心地よい芝生を踏むと安堵が湧き上がり、たちまち体は落ち着きを取り戻した。脳は言った。「ふう！　こわかった。あんなことは二度としないで！」塔の上では、恐怖を消そうとして、できる限りのことをした。**しかし瞬間的に安堵をもたらすものは往々にして、長期的にはわたしたちを行き詰まらせる。**

もし今のわたしが知っていることを当時のわたしが知っていて、高所恐怖症を克服するためにあの旅行に出かけたのであれば、次のようにしただろう。塔のてっぺんまで行って景色を眺める。感情は同じでも、恐怖を避けようとせず、恐怖を感じることを許す。呼吸を整え、ゆっくりとした呼吸に気持ちを集中させる。頭と体がこんなふうに反応するのは、子どもの頃に高いところで怖い思いをしたからだと、自分に言い聞かせる。また、実際には自分は安全なのだと、繰り返し言い聞かせる。そして自分がなぜそこにいるのかに注意を向け、体が疲れるまでゆっくりとした呼吸を続ける。恐怖が和らぎ、体が落ち着いてきたら、ようやく下り始める。そして可能なら、何日もこのパターンを繰り返す。そうすれば次第に体が慣れてきて、恐怖の度合いも小さくなっていくだろう。

恐怖は闘争・逃走反応の一部だ。恐怖はきわめて不快なので、それを引き起こす状況を避けたい、逃れたいという衝動は非常に強い。生きるか死ぬかという状況では、このシステムはきわめて有益だ。たとえば道路を横断していて、すぐ近くでクラクションが聞こえたら、状況を理解しないうちに、自分でも驚くほどの速さで縁石に向かって駆け出すだろう。全身をアドレナリンが駆け巡る。これは恐怖反応がベストの働きをする事例だ。しかしそれほど速く作動するシステムに、危険の本物の兆候と、そうでない兆候を見分ける時間の余裕はない。システムは感じ、作動し、わたしたちは助かる。「脳よ、ありがとう」というわけだ。

しかし、人は命の危険がない状況でも、同様の衝動を感じる。会議での発言を求められると、心臓は激しい鼓動を打ち始める。脳が体をしゃきっとさせて、うまく発言できるようにしているのだ。しかしそれを恐怖と誤解して、部屋から逃げ出し、今後も会議を避けるのなら、いつまでたってもうまく発言できるようにはならないだろう。

恐怖を即座に解消してくれるものは、長期的には恐怖を助長する。わたしたちは、恐怖を理由に、何かに対して「ノー」と言うたびに、「それは安全でない」「自分の手に負えない」という思い込みを再確認する。恐怖ゆえに何かを人生から切り離すたびに、人生は少しずつ狭くなっていく。**つまり、今日、恐怖から逃れようとすると、長期的には人生の選択肢を恐怖に支配させることになるのだ。**

恐怖から逃げようとすることは、あらゆる行動に影響する。新たな状況、新たな創造的試み、新たな学習体験など、いたるところに恐怖は存在する。それから逃げてばかりいたら、いったい何を経験できるだろう。

まとめ

- 不安な気持ちは不快なので、消したいと思うのは当然だ。
- 恐怖と戦うには、まず、それと向き合わなければならない。
- 恐怖からの逃避や回避は短期的には安堵をもたらすが、長期的には不安を助長する。
- 恐怖から逃げようとすることは、あらゆる行動に影響する。
- 危険への反応にはスピードが求められるので、脳の警報システムは、わたしたちが状況を理解しないうちに作動しがちだ。

23

不安を悪化させる行動

何かに不安を感じるときの自然な反応は、それを避けることだ。避けていれば、とりあえず安全だと思える。しかし回避は不安を持続させるだけでなく、時が経つにつれて不安を悪化させる。

脳は科学者のように学習する。何かを経験するたびに、良い経験でも悪い経験でも自分の信念の証拠として記録していく。**わたしたちが怖いものを避けてばかりいると、脳は、それを乗り越えられるという証拠を蓄積できない。**何かが安全だと脳に教えるだけでは不十分だ。わたしたちはそれを経験する必要がある。

脳に何かを確信させるには、その行動をできるだけ多く繰り返さなければならない。最も頻繁に行うことはコンフォート・ゾーンに入る。そのため、何かについて不安を感じたくなければ、できるだけ頻繁にそれを行えばよいのだ。そうすれば、不安と共存できるようになり、やがて不安は減っていくだろう。

わたしたちは、不安に思うものに直面することを学ぶと、より強くなれる。それを毎日繰り返すと、やがて成長を実感できるようになる。これからの5年間、恐怖ではなく自分が望む人生に基づく決断をしたらどうなるか、想像してみよう。

わたしたちはさまざまな方法で不安を回避しようとする。ある社交イベントに不安を感じたら、行かないことでそれを回避するかもしれない。あるいは、行く前にアルコールを飲むかもしれない。酒を飲むと不安が和らぐかもしれないが、次の社交イベントのときにも酒の力を借りたくなるかもしれない。安全行動はそのときの不安を麻痺させるが、将来の不安を解消するのには役立たない。むしろ逆効果だ。安全行動は将来への不安を煽り、人はその行動に依存するようになり、人生はいっそう困難になる。

短期的に不安を緩和するが、長期的には人を行き詰まらせる一般的な安全行動をリストアップする。

逃走

社交イベントであれ、スーパーマーケットや閉鎖空間であれ、不安を感じると、できるだけ早くその場から逃げ出したいという衝動に駆られる。

不安の回避

苦手な社交イベントへの招待を断ったり、スーパーマーケットで感じる不安を避けるために食料の宅配を選んだりすると、瞬間的に不安が解消される。「ああ、よかった。今日はあの不安に直面しなくてすむ」と。しかし何かを避けている時間が長くなればなるほど、恐怖はますます大きくなり、再びそれに直面しなければならない日が来ると、圧倒されそうになる。

代償戦略

強い不安を経験した後に起きやすい。たとえば汚染や病気を恐れる人は、病院へ行った後に、過剰に手や体を洗ったりする。

予期不安

「鋭敏化」とも呼ばれる。不安な状況で起きる最悪のシナリオを思い描き、予期することだ。「備えあれば憂いなし」と人は考えがちだが、それは過度な警戒と不安を招く。建設的な計画を立てられなくなり、不安はさらに増大する。

安心を求める

不安と疑念のただなかにいると、愛する人の「大丈夫だ」という言葉が欲しくなる。相手は、わたしたちが苦しんでいるのを見るのはつらいので、不安を和らげる言葉をかけてくれるだろう。しかし次第にわたしたちはこの即時的な安心感と、それをもたらす人に依存するようになる。四六時中そのような言葉を求め、その人が一緒でなければ外出するのも不安になりかねない。それは人間関係に大きく影響する。

安全行動

自力では不安に対処できそうにないと思うときには、安心感をもたらすものに依存しがちだ。「万一」のときのための薬がないとどこにも行けないと思う。あるいは、どこへ行くときもスマホを携帯する。うつむいてスマホを見ていれば、社交の場で会話を避けることができるからだ。

まとめ

- 何かに不安を覚えるときの、最も自然な反応は、それを避けることだ。
- しかし避けていると、不安はいつまでも消えない。
- 何かが安全だと脳に教えるだけでは不十分だ。わたしたちはそれを実際に経験しなければならない。
- 何かが安全だと脳に確信させるには、その行動を繰り返す必要がある。
- 最も頻繁に行うことは、コンフォート・ゾーンに入る。
- 何かに不安を感じたくなければ、できるだけ頻繁にそれを行うとよい。

24

今すぐ不安を落ち着かせる方法

今、不安に苦しんでいるのなら、それを抑える秘訣をすぐ知りたいだろう。容易に学ぶことができて、すぐ効果のある秘訣を。セラピーを受け始めたとき、多くの人はそう感じている。そこでわたしは、あるスキルをできるだけ早く教えるようにしている。それは容易に学べて、ほんの数分で不安を和らげることができる。少なくとも不安がパニックにエスカレートするのを防ぐことができる。**そのスキルとは、呼吸法である。**

過度の不安が起きると、呼吸が速くなる。闘争・逃走反応に燃料を与えるために体が酸素を余計に取り込もうとするからだ。

息ができないように感じ、そのせいで呼吸がさらに浅く速くなり、体内の酸素が過剰になる。このときに呼吸を遅くしたら、体は落ち着き、呼吸はいっそうゆっくりになる。さらに、吸う息より吐く息をより長く強くできたら、鼓動は落ち着き、不安な気持ちも落ち着く。

カウントしながら呼吸してもいい。たとえば7数えるあいだに息を吸って、11数えるあいだに息を吐くなど、自分に合う方法で行おう。

ゆっくりとした呼吸法を練習するのは、素晴らしい投資だ。それは即効性のある不安解消法で、いつでもどこでも、誰にも知られることなく実行できる。わたしのお気に入りの一つは、スクエア・ブリージングだ。やり方は簡単だ。

ツール

スクエア・ブリージング

1. 近くの窓、ドア、額縁、コンピュータのスクリーンなど、四角い物を見る。
2. 左下の角を注視し、4秒かけて息を吸いながら、視線を左上の角まで上げる。
3. 4秒間、息を止めたまま、視線を右上の角まで動かす。
4. 4秒かけて息を吐きながら、視線を右下の角まで下げる。
5. 4秒間、息を止めたまま、視線を左下の角まで動かす。
6. 以上を繰り返す。

つまり、4秒かけて息を吸い、4秒間息を止め、4秒かけて息を吐き、4秒間息を止めるのだ。四角い物を注視すると、気が散るのを防ぎ、呼吸に意識を集中させられる。数分間試して効果がないように思えても、続けよう。体が反応するまでには多少時間がかかるものだ。もう一つのコツは、それを毎日、不安を感じないときに実践することだ。よく練習しておくと、恐怖に圧倒されそうなときに簡単に使えるようになる。

不安反応に沿って体を動かす

即効性があり、ほとんど練習しなくても習得できるもう一つのツールは、運動だ。不安反応は闘争・逃走の準備をするためのものなので、それが起きると、筋肉は酸素とアドレナリンで満たされ、すぐ動ける状態になる。それなのにわたしたちが動こうとせず、燃料を燃焼させないと、体はエンジンがかかっているのに発射できないロケットのようになる。体は震え、汗をかき、わたしたちは家の中を歩き回りたい衝動に駆られる。

運動が不安を解消する最善のツールになるのは、不安反応の自然な流れに沿うものであるからだ。**体は動く準備が整っているのだから、体を動かそう。**そうすれば、エネルギーとストレスホルモンを使い尽くし、バランスを取り戻すことができる。

ストレスの多い日は戸外で短いジョギングをするとか、30分ほどサンドバッグを叩くといいだろう。運動すると、体が物理的ストレスから解放されるので、運動を終えてくつろぐときには穏やかな気持ちになり、眠りにつきやすく、充電もしやすい。

運動は不安に対する強力な予防策になるので、不安を感じない日も運動するようにしよう。そうすれば、明日はより良い一日になり、心は、運動してくれたことをわたしたちに感謝するだろう。

まとめ

- 不安を感じると、呼吸はより浅く、より速くなる。
- 体を落ち着けるには、ゆっくりとした深い呼吸をしたり、体を動かすとよい。
- 吸う息より吐く息を、より長く、より強くする。
- 普段から呼吸法を練習しておくと、不安への反応は穏やかになる。

25

不安な思いをどうするか？

90年代初頭、幼いわたしは多くの子どもと同じように、金曜の夜は多少夜更かしして、救急救命部門を舞台にしたテレビドラマ『Casualty』を見ていいことになっていた。今も覚えている唯一のエピソードは、アパートの七階に住んでいる男性の話だった。下の階で火事が起きて、彼は逃げられなくなった。番組を見終えてベッドに入ったわたしは、頭の中でそのエピソードを何度も繰り返した。「家が火事になったらどうしよう？　今、火事になっていない？　どうすればそれがわかるの？　火事になったときに眠っていたらどうしよう？　きっと起きていたほうがいいわ。寝室のドアを開けっぱなしにして、一階のことがわかるようにしておこう」。目を見開いたままベッドに横たわり、さまざまなシナリオを想像した。妹は同じ部屋に寝ている。ドアを開くと煙がたちこめている。窓を開け、助けを呼ぶ。寝室のドアの上のガラスパネルの向こうの照明が、次第にオレンジ色の炎のように見えてきた。わたしは固まったようになって、声も出せず、パチパチという音を聞きながら、煙が入ってくるのを待っていた。

その夜は、自分の家が火事になるかもしれないと考えただけでなく、実際に火事が起きるのを頭の中で何度も見た。本当に火事が起きたかのように、すべてのシナリオを信じ、映画を見るように頭の中でそれを繰り返した。

心配ごとが頭に浮かぶと、運転中に事故を見かけたときのように、それに注意を向けずにはいられなくなる。心配ごとが注意を求めるのにはわけがある。最悪の事態が起きる可能性があるとき、脳はそのストーリーをわたしたちに提示して、「準備しておきなさい」と呼びかけるのだ。

22節で述べた通り、脳は火災報知器のように作動する。危険の兆候を感知するたびに、脳はアラームを鳴らし、サバイバル・モードに入るよう体に命令する。これがいわゆる「闘争・逃走反応」だ。体は脅威と戦うために、あるいは素早く逃げるために、準備を整える。

火災報知器は、火災が発生したら鳴るように作られた、命を守るツールだ。トーストを焦がしたときに火災報知器が鳴っても、わたしたちは報知器を取り外したりしない。鳴った原因を調べ、トーストを焼く煙のせいだとわかったら、窓を開けたり報知器の感度を調整したりする。**不安も火災報知器と同じように、わたしたちが危機に瀕していないときでも脳のアラームを鳴らす。**この闘争・逃走反応は、消すことができないし、わたしたちはそれを消したいとも思わない。しかし、それが間違う場合もあることを理解すれば、その間違いを察知して適切な行動をとることができる。

少し距離を置く

思考は事実ではない。それは推測、物語、記憶、アイデア、理論である。それはわたしたちが今経験している感情を説明する一つのシナリオとして脳が提示するものだ。わたしたちは思考が事実でないことを知っている。なぜならそれは体の状態（ホルモン、血圧、心拍数、消化、水分補給はそのほんの一部だ）、五感からの情報、過去の経験の記憶に大いに影響されるからだ。

したがって、頭に浮かぶ不安や他の思考の力は、それをわたしたちがどれほど信じるか、つまり、それが事実を正しく反映していると信じるかどうかによって決まる。感情を支配しようとする思考をコントロールする最善の方法は、それから距離を取ることだ。しかし、どうすれば、頭の中にあるものから距離を取ることができるだろうか。

その方法はいくつもある。**マインドフルネス**は、思考に気づき、とらわれないようにするための素晴らしいスキルだ。また、不安なときに生じがちな思考バイアスに気づくことも有益だ。ある思考にバイアスがかかっていることに気づき、ラベル付けできれば、その思考と距離を取ることができる。その思考を可能なシナリオの一つと見なせるようになり、より望ましい立場から別のシナリオを検討できるようになるのだ。

不安と距離を取るもう一つの方法は、**思考を客観的に表現する**ことだ。これは感情を抑制するのに役立つ。自分に対して、「このスピーチで、わたしは笑いものになる」と言うのではなく、「わたしは自分が笑いものになると考えている。この思考が不安を引き起こすことに気づいている」と語りかけよう。最初は違和感を覚えるかもしれないが、このように考えたり話したりすることで、思考から距離を置き、それを自分自身としてではなく一つの経験として見られるようになる。

思考から距離を取るための、わたしが個人的に気に入っている方法は、それを書き留めることだ。これは不安に限ったことではない。思考と距離を取り、自分の感情や状況を新たな視点から見たいときには、考えていること、感じていることを、すべて書き出そう。書き出したものを見ることは、俯瞰的な視点から経験を処理し理解するための、強力な方法になる。

思考の偏りを見抜く

不安を感じているときに生じがちな思考のバイアスがいくつかある。

破局的思考（運命の先読み）

破局的思考とは、最悪のシナリオを思い浮かべ、それを今起きるかもしれないこととして予測することだ。まるで自分専用のホラー映画のように、シナリオが頭の中で繰り返し再生される。それは一つの起こり得る未来だが、唯一の未来ではない。しかし頭の中でそれが繰り返され、絶対そうなると確信すると、不安が高まる。先の節でわたしは自分の高所恐怖症と、それに立ち向かおうとしたことを述べた。ピサの斜塔のてっぺんでは、死ぬかもしれないという破局的思考が繰り返し頭に浮かんだ。しかしそれは起こり得る結末の一つにすぎなかった。実際の結末はこうだ。わたしは階段を下りて旅行を続けた。

パーソナライゼーション（個人化思考）

パーソナライゼーションとは、限られた情報や曖昧な情報を、自分と関連づけて解釈することだ。たとえばわたしが街を歩いていて、通りの向こう側に友人がいるのを見かけたとする。彼女の名前を呼び、手を振るが、彼女は手を振りかえしてくれない。するとパーソナライゼーションは、彼女はわたしを嫌っているに違いない、と告げる。自分は彼女を怒らせるようなことを言ったに違いない。もしかしたら彼女を含む友人が全員、わたしの悪口を言っていて、本当の友人はいないのかもしれない。

しかし、この状況を説明する物語は他にいくらでもあるはずだ。彼女は、わたしの声が聞こえなかったのかもしれない。あるいは、普段はコンタクトレンズをつけていて、このときは外していたのかもしれない。あるいは、家で大喧嘩をしたばかりで、街でわっと泣き出すといけないので、誰にも話しかけられたくなかったのかもしれない。あるいは、何かを夢想していたのかもしれない。挙げればきりがない。パーソナライゼーション・バイアスは脅威に焦点を合わせて、わたしたちの注意を喚起する。もし友人が急にわたしのことを嫌いになったのなら、注意する必要があるからだ。

心のフィルター

心のフィルター（メンタルフィルター）とは、気分を害する情報ばかりに注目し、他の情報を無視するバイアスだ。たとえば、ある人がソーシャルメディアに投稿して、50件のコメントをもらったとする。そのうちの49件は好意的で励みになるものだ。しかし、一つはネガティブで、投稿者が不安に感じていることを指摘する。心にフィルターがかかっていると、否定的なコメントにばかり注目し、他の49件のコメントを無視しようとする。ピサの斜塔に登ったときのわたしの心には、確かにフィルターがかかっていた。斜塔が傾いていることにばかり注目し、それが何百年もそこに立っていて、安全性を大規模な専門家集団が絶えず監視していることを考えようとしなかった。

脳は、わたしたちの安全を保つのが仕事なので、当然ながら、脅威をもたらす情報に焦点を当てる。わたしたちがすでにストレスや不安を感じていたら、脳はそれらをさらに強める。脳は、何もかもうまくいっていない、という情報を体から受け取ると、その原因を見つけようと、状況（および、わたしたちの記憶）を調べ始める。このときに心のフィルターが作動する。脳は懸命に不安の理由を解明しようとする。心のフィルターが作動し、注意を向ける情報が偏っていることに気づくことができたら、意図的に別の情報に注意を向けることができるだろう。

過度の一般化

過度の一般化とは一つの経験をすべての経験にあてはめることだ。このバイアスが作動すると、たとえば就職のための面接を受けて断られたときに「わたしは絶対に就職できない。だったら他の職に応募する意味があるだろうか？」と考える。また、恋愛が破局すると「わたしの恋愛はすべて失敗に終わったから、もう二度とデートはしない」と決心する。過度の一般化は、ふたつの理由から不安を悪化させる。まず、一つの問題をより大きな人生の問題に変えるので、いっそう落ち込む。次に、将来の同じ状況を避けがちになるので、不安は増大し、直視するのがいっそう難しくなる。

ラベル付け

ラベル付けは過度の一般化に似ているが、ある出来事や期間に基づいて、自分がどんな人間かについて包括的な判断を下すことを意味する。

過去に不安な時期を経験し、それに基づいて「不安を感じやすい人」というラベルを自分に貼ると、自分とアイデンティティについて一つの概念が形成される。それは将来どのように感じ、どのように行動するかに影響する。人生における感情と行動と期間は一時的なものであり、必ずしも永続的な人格を示すわけではないのだが。

ある種の人間だと自分にラベルを貼っていることに気づいたら、そのままにしてはいけない。そのままにしておくと、将来、脳が構築する感情に影響が及ぶ。どのような経験も一時的なものにすぎないことを理解すると、経験と永続的な人格を分離できる。不安を感じやすい人というアイデンティティを変えるのは、不安を減らすよりはるかに難しい。

■ 思考への挑戦――ファクトチェック

思考に力があるかどうかは、わたしたちがそれを真実として信じる度合いによって決まる。したがって、「思考への挑戦」は多くの人にとって有益なプロセスだ。ある思考がわたしたちを苦しめるのであれば、それがフェイクニュースかどうか、**不安を感じる価値があるかど**

うかを分析するのは理にかなっている。「思考への挑戦」のプロセスは簡単だ。これは、ある出来事が終わってからの方がやりやすい。心中の不安に気づいたら、次に挙げるステップでそれに挑戦しよう。

1．不安の内容を書き留める。
2．ページの中央に線をひき、二つの欄を作る。弁護士が事実を確認するように、その不安が事実であるという証拠を一方の欄にすべて書き出す。証拠は、法廷で採用されるほど確実なものに限定する。
3．二つ目の欄には、その不安が事実ではないという証拠をすべて書き出す。
4．以上のステップにより、不安が、自分が思い込んでいたほどには事実に基づいていないことが明らかになったら、不安を感じた状況について別の見方を検討し始めよう。

このプロセスはきわめて単純だが、ある思考についての思い込みを緩めて、別の解釈を検討する機会をもたらす。

しかし、思考がどれほど事実に基づいているかについて、心中で葛藤が起きるようなら、「思考への挑戦」はあまり役に立たない。そのような場合は、思考から距離を取ることに注力する別のテクニックを用いよう。

■注意のスポットライトを他に向ける

2010年元日。わたしはごわごわした青いつなぎを着て、目を閉じたまま、前のファスナーを閉めた。深呼吸する。まるでそれが最後の呼吸になるかのように。気分が悪い。手のひらの汗をつなぎの前の部分でぬぐう。目を開けると、マシューがにやにや笑いながらわたしを見ている。

「用意はできた?」彼は、まるで口の中にハンガーを入れているかのような、大きな笑みを浮かべた。

わたしは笑みを返さなかった。

「まだよ」わたしはもう一度息を吸う。肩が上がった。口をすぼめて息を吐き出すが、肩は高く、こわばったままだ。いったいいいいい、なぜ、わたしはこんなことにいいいい同意したのだろう。シドニー・ハーバー・ブリッジの下に通じるドアに向かって移動する。これから、橋のアーチ部分を頂上まで登るのだ[この橋のブリッジ・クライムは、1998年に始まった人気アトラクション。ガイドと一緒に少人数のグループで登る]。わたしはうなずき、大丈夫、大丈夫、と自分に言い聞かせる。幅のせまい金属製のグレーチング(鉄格子の床板)の上に出る。格子のすきまから地面が見える。わたしは悪態をつきながら、両側の金属製の手すりを握りしめる。泣きたい気分だ。マシューは「大丈夫？」と訊き、前に進むよう促す。この状況でそんなことを言うのは、マッチを炎に近づけるようなものだ。わたしは反撃する。

「進んでるわ！　こんなくだらないこと、誰が思いついたの？　かんべんして！」そのとき、最悪なことに、自分がまだ橋の下にいて、少しも登っていないことに気づく。橋に登る階段に着くと、脚の筋肉が激しく震え、すでに痛みを感じる。泣いているのか唸っているのかわからない小さな声を自分がたてていることに気づく。後戻りできないことはわかっているから、片方の足の前にもう片方の足を出し続ける。高さ134メートルの頂上にさしかかると、ガイドは立ち止まり、振り返る。

「なぜ立ち止まったの？　どうしてこんなところで立ち止まるの？」わたしは小声でさらに悪態をつく。

ガイドは景色について何か説明しているが、わたしはまったく興味を惹かれない。次にガイドは全員に、振り返って後ろの景色を見るよううながす。わたしは金属製の手すりを両手で握ったまま、体をねじってどうにか後ろを見る。

そのとき、マシューがひざまずいて指輪の箱を差し出すのが見えた。

すでに込み上げていた涙が、こぼれそうになる。わたしは何とか一瞬、手すりから手を離し、完全に振り向いた。

この素晴らしいひととき、わたしの両手はずっと手すりを握っていた。

一緒に登ってきた人たちが拍手で祝ってくれた。わたしたちは橋の頂上を通りすぎ、反対側の階段を下り始めた。マシューに、このプロポーズをアレンジしたいきさつを尋ね、彼は階段を下りながら説明した。わたしは微笑み、笑い、頭を振った。マシューは、シドニーに住んでいる家族と、一緒にこの旅行に来た家族全員が、今下りている階段の向かいのレストランから、わたしたちを見ていることを明かした。そちらを見やると、皆が手を振っていた。わたしは片手で振り返し、もう一方の手で指輪を掲げた。

そのとき、気づいた。自分が手すりにつかまっていないことに。階段を下りる間ずっと、わたしは手すりにつかまっていなかったのだ。

わたしたちの脳は、毎日、毎秒、多くの情報を取り入れ、処理している。しかしわたしたちを取り巻く世界は、無限の情報を提供する。もしすべての情報を処理しようとしたら、脳は機能しなくなる。したがって脳は焦点を当てるべきものを選択する。わたしたちの注意はスポットライトのようなものだ。わたしたちはスポットライトをコントロールすることはできるが、舞台に登場する役者がどれだけ長く舞台にいるか、何を言うか、いつ立ち去るかは、コントロールできないのだ。できるのは、それらのうち一人か二人にスポットライトを当てることだけだ。最悪のシナリオと、問題に対処できていない自分の姿にスポットライトを当てると、脳は、何一つうまくいっていない、というフィードバックを得る。しかし、ステージ上の別の物語にスポットライトを当てると、体の反応は変わってくるはずだ。わたしたちがそちらに注意を向けている間も、最悪のシナリオは舞台上に留まり、再びスポットライトを浴びるのを待っている。スポットライトを浴びなければ、シナリオは感情を支配する力を失う。

プロポーズのエピソードはかなり極端だが、注意の力を裏づける例として、わたしの記憶に刻まれた。橋を登る間はずっと、自分は今日、死んでしまうかもしれないということに注意を向けていた。しかし橋を下る間は、生きることに注意を向けていた。

もちろん、破滅的な思考から注意をそらすために、毎日サプライズのプロポーズに頼ることはできない。しかし注意のスポットライトは強力なツールになる。それは思考を頭から追い出すことではない。思考を頭から追い出そうとすると、その思考はますます頻繁に頭に浮かぶようになる。その結果、思考のループに嵌まり込む。ネガティブな思考を持ちたくないと思うことで、その思考にスポットライトを当ててしまうのだ。しかし、**わたしたちはスポットライトを他の思考に向けることができる。**そうしてもネガティブな思考は舞台上に留まるだろうし、わたしたちはその存在に気づいているだろう。しかし、もはやそれはショーの主役でなくなるのだ。

不安を感じ、それにスポットライトを当て、将来起きるかもしれない恐ろしい出来事について心配し始めると、身体的な反応が起きる。何か恐ろしいことが起きて、対処できないという最悪のシナリオを頭の中で反芻するたびに、脳はそれを利用して、世界に対する概念や枠組みを組み立てていく。それを繰り返せば繰り返すほど、脳は暗い世界観をより簡単に組み立てられるようになる。

注意のスポットライトをどこに向けるかによって、経験をどう理解するかが違ってくる。スポットライトのコントロールの仕方を学ぶことは、将来の感情的経験に投資することなのだ。

しかし、舞台に他の役者がいなかったらどうなるだろう。心配性なわたしたちは、何にスポットライトを当てればよいのだろう。

代わりに焦点を当てる質問

不安は、脅威に焦点を合わせている。わたしたちが不安を抱えて過ごすと、それが心身にフィードバックされ、脅威反応が強くなる。脅威反応の目盛りを下げるには、冷静さを促進する思考回路を育てなければならない。

わたしの息子が2歳半で手術を受けたとき、顔が腫れて、目が開かなくなった。麻酔が切れて目覚めたとき、目を開くことができず、集中治療室の奇妙な音が耳に流れ込んできた。たくさんの機械音、足音、聞き覚えのない声。強い脅威反応が起きて、息子は悲鳴を上げ、わたしを呼んだ。わたしが治療室にたどり着き、手を握って話しかけると、彼はようやく落ち着いた。わたしは彼の目を見えるようにしたわけではない。彼の痛みを軽減したわけでも、魔法の言葉で痛みを消したわけでもなかった。ただ耳元で穏やかに語りかけ、わたしはここにいて、彼は安全だということを知らせただけだった。味方がここにいて、どこへも行かない、と。その瞬間から、彼は驚異的な精神力を発揮し、恐ろしい状況を受け入れ、乗り越えられるようになった。それからの数日間、目は閉じたままだったが、彼はおもちゃで遊び、楽しそうに暮らした。すべてがうまくいっていないときでも、わたしの共感《コンパッション》を得たことで、安心して世界に立ち向かえるようになったのだ。

優しさやコンパッションを得ると、脅威反応の目盛りが下がり、自分は安全だと思えるようになる。優しさやコンパッションは、人からもたらされたものでも、自ら与えたものでも同じ効果がある。自分への語りかけを変えることで、脳の化学反応と感情が変わるのだ。

もっとも、それは容易なことではない。たった一日、自分にコンパッションを示しても、長年続けてきた自己批判と自己攻撃を覆すことはできない。セルフ・コンパッションは長期的に絶え間なく行う必要がある。しかし、そうすれば人生が変わるかもしれない。忘れてはならないのは、コンパッションは必ずしも容易ではないということだ。それは単に「何も恐れなくていい」と言うことではない。コンパッションはわたしたちの耳の中にいる指導者《コーチ》で、落ち着いた力強い声でわたしたちを励まし、支え、今の状況を乗り越えられることを思い出させてくれる。

自分の注意をコンパッションの言葉に向けるために、わたしがよく使う方法の一つは「友だちを導くとしたら、どのような言葉をかけるだろう？」と自問することだ。最善のコーチは、わたしたちを救うために困難な状況に飛び込む人ではなく、率直な言葉でわたしたちを励まし、自力で困難を乗り越えられるようにしてくれる人だ。

状況の再解釈——リフレーミング

臨床心理士の研修生だった頃、わたしは臨床実習の終わりに口述試験を受けなければならなかった。それは面接のような試験で、専門家の前に座って、自分の研究に関する質問に答える。試験当日、大学に到着し、控室に入った。名前を呼ばれるまでそこで待つのだ。心臓がどきどきするのを感じながら座っていると、口述試験を終えた研修生が泣きじゃくりながら戻ってきた。そして職員に肩を抱えられて外へ出ていった。控室にいた全員が恐怖に満ちた眼差しで顔を見合わせた。誰もがみぞおちを殴られたようなショックを受けた。わたしは立ち上がって部屋を出た。外には指導教官がいて、わたしが受けた中で最高のアドバイスをくれた。

「挑戦だと思って楽しみなさい」と言ったのだ。そしてこう続けた。「きみがこの数年間の臨床実習で学んできたこと、取り組んできたことのすべてを見てもらうチャンスだ。誰かがきみの論文をすべて読んで、心から興味を持ってくれるのは今だけだから、それを楽しめばいいんだ」。わたしはうなずき、笑みを浮かべて控室に戻った。気持ちが落ち着いてからようやく、指導教官がこの経験をリフレーミング（違う枠組みで見る）してくれたことに気づいた。わたしが直面していたプレッシャーの強い状況は何も変わっていなかったが、ヘッドライトに照らされたウサギのようだったわたしは、あのアドバイスのおかげで勇気と喜びと感動が入り混じった経験へと踏み出すことができた。

口述試験をリスクから挑戦にリフレーミングしたのと同じテクニックを、脅威を感じる状況や耐えられそうにない状況で使うことができる。リフレーミングは、ある状況に内在するリスクを否定することではない。しかしわたしがそのリスクにばかり目を向けていたら、ストレス反応はますます強くなり、その状況を乗り越えるのはいっそう困難になっただろう。

リフレーミングとは、困難な状況を解釈し直すことによって、乗り越えやすくすることだ。ある経験を「挑戦」としてリフレーミングすれば、逃走衝動を闘争衝動に変えることができる。闘争衝動の方がコントロールしやすく、何かに向かって前進できるようになる。次のステップは、リフレーミングに役立つだろう。

価値とアイデンティティについて考える

不安がスポットライトを浴びているときには、自分にとって最も大切なものを舞台に上げよう。万一、生命が危険にさらされていたら、恐怖という思考にスポットライトを当てる必要がある。しかし、そうでないときは、**自分の価値観と、自分にとって最も大切なものにスポットライトを当てよう。**そうすれば人生はより豊かで満ち足りたものになる。そのための簡単な方法は、次の問いに立ち返ることだ。

「わたしにとってこれがなぜそれほど大切なのか？　一年後に今を振り返ったら、自分のどのような行動や反応を誇らしく思い、感謝できるだろう？　この状況で、わたしはどんな人になりたいだろう？　何を最も大切にしたいだろう？」

価値観はアイデンティティの一部になり得る。自分はどんな人になりたいだろう。冒険心に富む人？　健康的な人？　社交的でフレンドリーな人？　それをはっきりさせれば、不安ではなく別の思考にスポットライトを当てることができる。仮に社交的でフレンドリーな人になりたいのであれば、そのために社交の場でどう振る舞うべきかというテンプレートを作ることができる。そうすれば、耳元で不安が「会話を避けなさい」とささやいていても、どうすべきかがわかるだろう。あるいは、勇気のある人になろうと決心したのであれば、それに基づいて、ある状況でどう反応すればよいか自問できる。勇気をもって行動するとしたら、どう動くだろう？　今夜の日記に自分のどのような行動を記せば、来年の今頃、誇らしく振り返ることができるだろう？

まとめ

- 思考パターンのバイアスに気づいたら、ラベル付けしてネガティブな思考から距離を取ろう。
- ネガティブな思考が絶え間ない注意を要求する場合でも、注意のスポットライトはコントロールできる。
- 優しさは他者からのものでも自分からのものでも、脅威反応の目盛りを下げる。
- 脅威を挑戦にリフレーミングすると、勇気を持てる。
- 自らの価値観と一致する行動を取り、恐怖ではなく自分にとって最も大切なことに基づいて意思決定しよう。

26

避けられないことへの恐怖について

あらゆる恐怖の中で最も怖いのは、自分はいずれ死ぬ運命にあるという恐怖だ。誰の人生も、いずれ終わるという確実性と、いつどのように終わるかがわからないという不確実性を内包している。この既知と未知への恐怖は、今ここに生きる上での平穏と満足を脅かす。自分の死の可能性について考えるだけで、途端に無力感や恐怖が湧き上がり、人生には意味がないように思えてくる。

日々、何をしていても死への恐怖から逃れられない人もいれば、健康不安やリスクといった小さな恐怖としてそれを感じる人もいる。どちらの場合も死への恐怖は生活の質を乱し、破壊する可能性さえある。

死の恐怖は多くのメンタルヘルスの問題の根底にあると主張されてきた（Iverach et al., 2014）。健康不安は、病気になって入院し、苦しんで死ぬのではないか、という恐怖でわたしたちの心を満たす。たとえば、心臓の鼓動が速くなると、それを心臓発作と誤解し、死ぬかもしれないという恐怖からパニック発作を引き起こすことがある。多くの恐怖症は、対象が高所であれヘビや血であれ、それらのせいで死の可能性が高まるという予測に基づく。

死の可能性は人生につきものだが、常に恐怖を抱えたまま生きることはできない。**わたしたちは死という絶え間ない脅威から身を守るために、安心感をもたらす行動で人生を満たそうとする。**リスクを避けたり、富や名声によって不滅の存在になろうとしたり、他者と深く関わって記憶してもらおうとしたりする。そんなわたしたちを誰が非難できるだろう。スタンフォード大学の名誉教授アーヴィン・ヤーロムは、著書『死の不安に向き合う――実存の哲学と心理臨床プラクティス』において、これを完璧に描写している。

「死を完全に意識して一瞬一瞬を生きるのは容易なことではない。それは太陽を凝視するに等しく、ほんの短い間しか耐えられない」。

彼はまた、「物理的な死はわたしたちを滅ぼすが、概念としての死はわたしたちを救う」とも述べている。この意味において、死にまつわる不安は、単に排除されるべき不快な感情ではないのだ。死を意識することは、人生に新たな意味と目的を見出すための強力なツールになる。人は皆死ぬという事実を知ることで、人生の意味を定義し、より慎重に目的を定めて生きられるようになる。さらに言えば、わたしたちが定義する死の意味は、日々の幸福に影響を与える可能性がある（Neimeyer, 2005）。

乳がんサバイバーを対象とするわたしの研究では、多くのサバイバーが、死に直面したことで人生をより前向きに生きるようになった、と報告した。乳がんという経験は強い恐怖を引き起こしたが、それをきっかけとして彼女らは、限りある人生のどこに意味を見出すかを再考したのだ。トラウマ反応のスコアの高さは、トラウマ後の成長と人生における前向きな変化に結びついていた。

しかし、そこまで死に近づかなくても死の意味に直面することはできる。認知行動療法の一つであるアクセプタンス＆コミットメント・セラピー（ＡＣＴ）では、自分の葬儀を想像したり、すでに亡くなった憧れの人について掘り下げたりすることで、死の意味を探求する。こうしたエクササイズは、死がすべてを終わらせるにもかかわらず、ではなく、**死がすべてを終わらせるからこそ、どう生きるべきか**を考えるきっかけになる。どう生きるべきかという問いは、わたしたちを混乱させるが、同時に変化へと導く。変化は痛みを伴うが、それを経ることで、選択する力が養われる。たとえば、自分にとって最も大切な目的に従って人生を生きることができたと想像しよう。それがどのような人生かを想像しよう。日々どのように行動しただろう？　何に力を注いだだろう？　何をやめるだろう？　やり遂げられなかったとしても、何に専念しただろう？

このようにして死を掘り下げていくと、今の自分にとって何が重要かがわかるようになる。死は必ず訪れるので、死への恐怖は打ち消しがたいように思える。その恐怖は理解できるものであり、死は現実に訪れる。しかし死にまつわる非現実的な思い込みが、この合理的な恐怖を悪化させ、悪くすると日常生活に支障をきたすことさえある。「わたしがいないと、家族はやっていけるはずがない」とか「死の痛みは、非常に苦しいはずだ」といった思い込みだ。

わたしたちが死の恐怖について話すと、周囲の人の大半は、それはずいぶん先のことだと言って恐怖をなだめようとする。それは善意によるものだが、役には立たない。なぜならわたしたちは、死がいずれ訪れること、前触れもなく訪れることを知っているからだ。今のところ大丈夫だと考えて死の恐怖を遠ざけようとしても、生命のはかなさを実感するようなことが起きれば、たちまちその恐怖は蘇る。

わたしたちに求められているのは、人生の一部としての死の確実性と、それがいつどのように訪れるかがわからないという不確実性を受け入れることだ。ある人にとっては、この二つの事実は、人生の意味の源泉になっているだろう。しかし多くの人はそうではない。彼らは安全に生きていれば死は訪れないかのように、死について考えないようにしている。死にまつわることをすべて避けようとする。死について話すことも見ることも避ける。こうした回避のパターンが危険を感じるものの周りに構築され、予測される危険の度合いが高まるほど、不安の度合いも高まる。

これはさまざまな恐怖症の形で人生に出現する。しかし死の恐怖に対処しない限り、一つの恐怖症を克服できても、しばらくすると別の恐怖症が現れる。

では、死の恐怖にとらわれ、それは確実に起きるとわかっている状況で、わたしたちはどうすればいいだろうか。死への恐怖に邪魔されることなく充実した人生を送りたいのであれば、自分なりの方法で死を人生の一部として受け入れるしかない。死を受け入れるというのは、死を望ましいものと見なすことではない。自分にはどうすることもできない現実の一部と闘うのを諦めることだ。

とは言え、死を受け入れることは人生を諦めることではない。まったく逆だ。死を受け入れることで人生に意味を見出すことができる。逆に言えば、人生に意味を見出し、それに沿って生きるようになれば、死を人生の一部として受け入れやすくなる。

死を受け入れると生き方が変わる。**死を受容することで、自分の価値観に基づく意義のある生き方ができるようになる。**自分にとって最も重要なことに注意を向け、目的をもって生きられるようになる。

知人が亡くなると、自分の死を身近に感じることがある。もしその人が、不慮の死を遂げたのであれば、自分もそうなるかもしれないと思える。これは自分と自分の人生にとって何を意味するだろうか。今日という日は、どのような意味を持つのだろうか。

死との関係を変える

死を受け入れるための方法はいくつもある。そのうちの三つを紹介しよう。最初に提唱したのは、ジーナ・ゲッセル、ポール・T・P・ウォン、ゲイリー・T・レーカー（1988）である。

・接近的受容
死後の世界や天国に行く可能性を信じることができると、死ぬ運命にあることを受け入れることができる。

・逃避的受容
人生で大きな苦しみを経験している人は、死によってその苦しみから解放される、逃避できると考えるだろう。

・中立的受容
死は望ましいものでもなく、現世の苦しみからの逃避でもなく、人生の自然な一部であり、人間にはどうすることもできないと認識する。

ACTで時々用いるタスクは、自分の墓碑銘を書くことを想像することだ。墓石に数行だけ書くとしたら、何を書きたいだろう？　他の人の考えを推測するのではなく、自分が何を重視しているかを探ろう。すなわち、今日から拠りどころにして生きたいと思う人生の意義だ（Hayes, 2005）。

こうしたエクササイズを難しいと思う人は、セラピストのサポートを受けながら行おう。

死にまつわる自らの信念のうち、恐怖を悪化させているものを掘り下げよう。人はそれぞれ死にまつわる信念をいくつも持っており、その中には、有益なものもあれば有害なものもある。たとえば「死は不当なものであり、誰もが経験する必要はないはずだ」という信念だ。このような信念は不安を助長し、心痛を強める可能性がある。時間をかけて自らの信念を探求し、挑戦することには価値がある。しかしこの作業は感情に強く訴えるので、信頼する人と一緒に行うといいだろう。知人の誰かでもいいし、導いてくれるセラピストでもいい。

ツール

死についての文章化

死をテーマとする文章を書くことは、死に対する恐怖を探究するのに役立つ。なぜなら、洞察や思考の流れを止めることなく、死との間に距離を取って、心を落ち着かせることができるからだ。いつでも中断できるし、心の準備が整ったらまた書き始めるといい。

死の恐怖に直面するのは容易なことではない。だからこそ、高度な訓練を受けたセラピストが大いに役に立つ。そうした選択肢を持たない人にとっては、信頼できる友人や愛する人が支えになるだろう。なぜなら誰にとっても死は避けられない現実だからだ。

以下の質問は、文章化やセラピー、あるいは愛する人との会話で用いることができる。

- 死について何を恐れているか？　それらは日常生活にどのように現れるか？
- 死にまつわる信念のうち、どれが他の人のものと異なるか？
- その違いは何を語っているか？

- 過去に経験した終末や死別は、生と死についてどのような信念を形成したか？
- 死から逃れて安全を感じるために、どのような行動をとっているか？
- 人生に持たせたい意味、あるいは人生で表現したいものは何か？
- 人生にどのような足跡を残したいか？
- 今日と人生の次章を歩む上で、人生の意味をどのような行動と選択に反映させられるだろうか？
- そうやって歩み始めた人生の次章を、人生の終盤に振り返っているところを想像しよう。自分は笑顔を浮かべ、自らの選択とそれまでの日々の過ごし方に満足している。どのような人生を生きたのだろうか？
- 人生の次章が、きわめて意義深く、目的のあるものになるとしたら、それは何を含むだろうか？
- 死を意識することで人生が先細りになるのではなく、より良いものになるとしたら、それはどのような人生だろうか？

まとめ

- 人間としての死の恐怖には、知っているという恐怖と、知らないという恐怖が含まれる。
- 死に直面することで、精神的な成長と前向きな変化がもたらされる人もいる。
- 死を受け入れることは、人生を諦めることではない。まったく逆だ。
- 死を受け入れることで、人生に意味を見出すことができる。

第7章

ストレスを感じているとき

On Stress

27 ストレスと不安は違う？

「ストレス」と「不安」はどちらも多様な経験の包括的表現として用いられている。ストレスのせいで不安が悪化したという話はよく聞く。逆に、不安のせいでストレスが悪化したと言うこともある。つまり、多くの人はこの二つの言葉でさまざまな経験を表現しているのだ。仕事の締め切りにストレスを感じたり、浴室でクモを見つけて不安になったりする。あるいは、郵便局で列に並ばなければならず、そのせいで遅刻してストレスを感じるかもしれない。失業するとか、家賃を払えないといった深刻な問題もストレスとして表現される。その両方のせいで「不安になる」と言う人もいるだろう。

しかし、ご存じの通り、本書ではストレスと不安に別々の章をあてた。いわゆるストレスは、感情を扱うのと同じ脳内のメカニズムによって構築される（Feldman Barrett, 2017）。脳は常に、外界からの要求に関する情報を体から受け取り、どれだけの努力が必要かを見極めようとしている。外界からの要求と体内から放出されるエネルギー量を無駄なく一致させようとしているのだ。そして両者がうまく調和しているとき、脳はそれをポジティブに解釈する。たとえば、大規模なスポーツ競技会に出るために気合を入れているような場合だ。しかし体内の生理状態が外界からの要求に追いつかない場合、脳はそれをネガティブに解釈しがちだ。疲れているのに興奮していて眠れないとき。あるいは、ストレスが強すぎて試験や面接の質問に集中できないとき。そんなとき、脳は「自分には無理だ」と予測しがちだ。

ストレスと不安はどちらも脳を覚醒させるが、本書の観点からは、不安は恐怖心や、恐ろしい経験に対する過剰な心配と関連づけられる。しかし、郵便局の列に並んで感じるストレスは、不安とは異なる。列に並んでストレスを感じるのは、おそらくその日の予定が詰まっているからだろう。ストレスの急上昇は脳を覚醒させ、そのまま列に並び続けるか、それとも他の用事を優先するかの判断を下しやすくする。一方、その感情がストレスではなく不安なら、何か恐ろしいことや危険なことが起きそうだという予測や心配と関連している可能性が高い。

つまり、ストレスと不安のメカニズムは同じだが、わたしたちは両者を異なる意味で捉えているのだ。もしもベッドに入っていて階下でガラスの割れる音がしたら、ストレス反応が高まる。わたしたちは恐怖を覚え、逃走か闘争、どちらかの衝動を感じるだろう。同じストレス反応でも、失業しそうになっているときや、仕事と子育ての両立に苦労しているときは意味が違ってくる。それらの問題は差し迫った危機ではないので、闘争も逃走も選択肢にはない。

本書ではストレス反応を闘争・逃走反応という単純な枠組みで捉えてきたが、ストレス反応にはさまざまな形がある。分泌されるホルモンの比率、心血管系の変化、その他の生理的反応が異なり、全体としてさまざまな心理的経験や行動衝動を形成している。

脳がわたしたちに何かをするための準備をさせるとき、わたしたちはストレスを感じる。それが朝起きることであれ、プレゼンテーションを始めることであれ、車を運転することであれ、脳はわたしたちを覚醒させ、何かの準備をさせるためにエネルギーを供給する。コルチゾールは有害なストレスホルモンと見なされているが、実際には、燃料になるグルコースが血流中に素早く放出されるようにしている。ストレスを感じると、肺と心臓は必要なエネルギーを筋肉と脳に送るために働きをスピードアップする。次にアドレナリンとコルチゾールが筋肉に作用し、そのエネルギーを効率的に利用できるようにする。こうしてわたしたちは、あらゆる課題に直面する用意が整う。このとき、体は最善の働きをしている。五感は研ぎ澄まされ、脳はいっそう早いスピードで情報を処理する。

脳はこのような働きをしながら、休息や栄養という形での見返りを期待している。それなのに見返りが得られないと、脳は不足を感じる。そうしたことが何度も起きると、体の資源が補充されなくなる。もし睡眠不足だったり、食生活が乱れていたり、あるいは毎日、夫婦喧嘩したりしていたら、不足はますます高じる。消耗した体は自分を守れなくなり、病気になりやすくなる。

この一連の作用は、生存が脅かされるような状況では闘争・逃走反応として表出するだろう。しかしそれほど差し迫ってはいないがストレスを感じる状況では、「チャレンジ反応」が起きるかもしれない。チャレンジ反応は、闘争反応と同じく問題に立ち向かうことを可能にするが、わたしたちが感じるのは強烈な恐怖ではなく、頑張って乗り越えようとする勇気だ。

「予期ストレス」は、何かストレスになるものが近づいていて、それを乗り越えるには多大な努力が必要だと予想される場合に起きる。たとえば、来週の就職面接で緊張とストレスを感じることがわかっていて、その状況を予想する場合などだ。根拠もないのに、自分はうまく答えられないはずだと予測し続けると、不安になり、そのストレスのせいで生理的・心理的な不快感を覚える。

ストレスが物理的な脅威によって起きた場合は、闘争・逃走反応が起きて、体を動かさずにいられなくなる。そして実際に逃げて安全な場所にたどり着けばストレス反応は落ち着く。しかし心理的な原因でストレスが起きた場合、生理的な混乱は短時間では終わらず、冷静さを取り戻すための明らかな道筋もない。そのため心身の健康が害されたり、行動に悪影響が出たりする。

まとめ

- 「ストレス」と「不安」は、しばしば同じ意味で使われる。
- 環境からの要求がストレスを伴っても、手に負える範囲のものなら、脳はポジティブに解釈する。
- 脳が何かをする準備をしているとき、わたしたちはストレスを感じる。
- 脳は環境からの要求に対応させるために、わたしたちを覚醒させ、エネルギーを放出させる。
- わたしたちは不安を恐怖による反応として捉えている。しかし不安は多様なストレス反応の一つであり、必要に応じて変化する。

28

ストレス軽減が唯一の解決策ではない理由

ストレスを軽減するのは総じてよいことだ。それはストレス対処法としてよく勧められる。しかし、それがうまくいくとは、わたしには思えない。理由の一つは、「ストレスの軽減」という言葉は漠然としていて、実際にどうすればいいかわからないからだ。もう一つの理由は、ストレス要因の大半は軽減できないことにある。

生活上のストレスには、自分で選択したもの（たとえば、スポーツの競技会に出場するときや、結婚式などの大きなイベントを準備するときのストレス）もあるが、**わたしたちが直面する最大のストレスは往々にして、自分で選択したものではない**。生検の結果を聞くために病院に行く人も、これからリングに上がるボクサーと同じく、逃れ難いストレスに直面する。生検の結果は家計に影響し、家を失う可能性さえある。このストレスに対処するには、最も健全で効果的なリアルタイムのツールが必要とされる。

わたしたちはストレスを嫌う一方、好みもする。たとえば、ホラー映画のスリルや、ジェットコースターのスピード感が大好きだ。ストレス反応が急上昇する状況を自ら選び、わくわくしながらそのときを待つ。ピーク時には強烈なストレスを感じるが、それが一瞬で終わることを知っている。怖いと思いながらも、自分は死ぬわけではなく、後でこの経験を人に話すことがわかっている。それに、やめたくなったら、いつでもやめることができる。ストレスが少なすぎると人生は退屈だ。適度なストレスがあれば人生は楽しく魅力的になり、生き甲斐を感じられる。しかしストレスが多すぎると、そうした恩恵はすべて失われる可能性がある（Sapolsky, 2017)。予見可能性と冒険との絶妙なバランスが必要とされるのだ。

感情と同じくストレスも、そのすべてが悪いわけではない。ストレスは脳や体の故障や弱点ではなく、一連のシグナルであり、それを通して自分が何を必要としているかを知ることができる。

ストレスは、短期的にはプラスの効果があり、ストレス反応で放出されるアドレナリンは、体内の細菌やウイルスと闘うのに役立つ。アドレナリンは心拍数を増やし、認知機能を高め、瞳孔を開かせる。これらすべてが集中力を高め、環境からの要求に応えるのを助ける。

現在では、ストレスは時代遅れの生存メカニズムで、もはや不要だ、という見方が一般的になっている。そのため、鼓動の高まりや汗ばむ手のひらといったストレスの影響を感じると、自分はストレスに対処できていない、体がストレスに圧倒されている、と考えがちだ。

ストレス反応をシステムの欠陥や異常の兆候と見なし、排除しなければならないと思うのだ。だが、話はそれほど単純ではない。**ストレスは必ず害をもたらすわけではなく、常に排除しなければならないわけでもないのだ。**

科学はストレスの危険性を教えてくれたが、それだけでなく、ストレスの機能や活用方法についてより完全な物語を明らかにし、心身をどう扱えばストレスが害にならないかも教えてくれた。

たとえば、職場でのプレゼンテーションや学校での発表を前にしてストレスの兆候を感じたら、それはわたしたちが最善を尽くせるよう、体が後押ししてくれているのだ。そうした状況で求められているのは、完全な落ち着きやリラックスではなく、しっかり覚醒し、明晰な思考でタスクを完遂することだ。しかしストレスが強すぎると実力を発揮できず、最悪のケースでは、その場から逃げ出したりする。必要なときにストレスの目盛りを上げ、必要でないときに目盛りを下げることを学ぶのは、健全なストレスマネジメントの基本である。

有意義な人生にはストレスがつきものだ。何に価値を置き、何を目指していても、それを達成するにはストレス反応が必要とされる。ストレス反応はゴールに到達するための主要なツールだ。最も強いストレスを感じるのは、往々にして自分にとって最も重要なものに取り組んでいるときだ。それが重要なら、そのために努力することには価値がある。ストレスを感じても、それは障害や健康問題の前兆ではない。**ストレスは、自らの価値観に沿って努力**

し、目的と意味のある人生を送っていることの反映なのだ。ストレスを活用する方法を学び、必要に合わせてその強弱をコントロールできるようになれば、それは最も価値あるツールになるだろう。

まとめ

- ストレスは必ずしも敵ではない。それは最も価値あるツールでもある。
- ストレスを排除しようとするより、ストレスを受けた後にエネルギーを補充することを学ぶ方が現実的だ。
- ストレスは重要なタスクの完遂を助けるが、永続的なストレスは害になる。
- 生きがいのある楽しい人生を送るにはストレスが欠かせないが、ストレスが多すぎると、そのメリットは失われる。

29

長期的なストレスに気をつける

ストレス反応は、短期間で限定的なら最善の働きをする。しかし、環境が絶え間ないストレスをもたらし、自分ではその状況を変えることもストレスを軽減することもできない場合、体はエネルギーを使い果たしてしまう。ギアをセカンドに入れたまま高速道路を走るようなものだ。じきに車は故障する。

ストレスが長く続くと、脳はエネルギーをあまり必要としない習慣的な行動を好むようになる。その結果、衝動を抑えたり、情報を記憶したり、意思決定したりする能力は弱まる。やがて免疫システムにも影響が及ぶ。短期的には、アドレナリンは免疫機能を高め、体が細菌やウイルスと戦うのを後押しする。しかし長期的には、アドレナリンの過剰分泌とコルチゾールの異常なパターンは、寿命の短縮につながる (Kumari et al., 2011)。慢性的にストレスを受けている間、アドレナリンは継続的に分泌され、免疫システムを支援している。そして、わたしたちが立ち止まると、アドレナリンの分泌は止まり、免疫システムも弱くなる。何か月も昼夜なく働き通した人がようやく休暇をとった途端、病に倒れる、という話をよく聞くのはそのせいだ。

燃え尽き症候群《バーンアウト》は、仕事上の過度なストレスや長期的ストレスによってもたらされる。もっとも、それをもたらすのは仕事だけではない。介護、育児、ボランティアに従事する人も、そうなる可能性がある。

燃え尽き症候群になった人は自らの状態を、精神的に疲弊し、くたびれ果て、力はまったく残っていない、と表現する。また、他の人や自分自身から切り離されているように感じることもある。さらには、職場や家庭で能力の欠如を感じ、かつてのような達成感が得られない、と訴える。

燃え尽き症候群は、短期的なストレス反応が長期にわたってたびたび引き起こされ、その間に十分な休息や回復の機会が得られない場合に生じやすい。次に挙げるような慢性的な不足や衝突が見られる。

1・コントロール

要求に応えるために必要なリソースの不足。

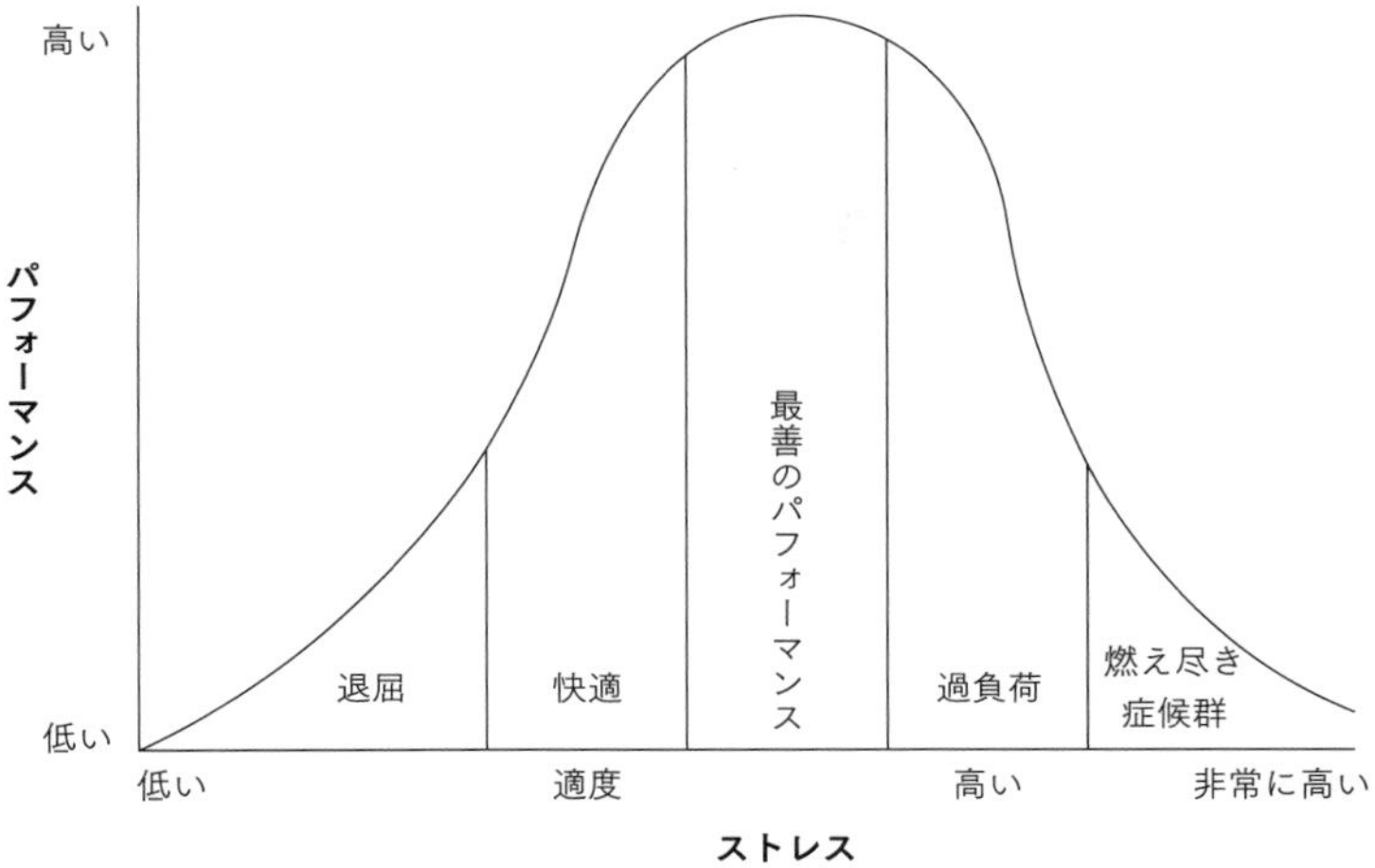

図9：ストレス曲線。適度なストレスは、最善のパフォーマンスをもたらす。それを超えるとパフォーマンスは低下する。

2．報酬

給与などの不足。あるいは仕事であれ他の状況であれ、社会的認知や価値観の承認という形での報酬の不足。

3．コミュニティ

好ましい交流や社会的支援や帰属意識の不足。

4．公平さ

このリストのいずれかの要因に関する公平さの不足。ある人のニーズが他の人のニーズより満たされているなど。

5．価値観

要求されることが自らの価値観と衝突する。

はっきり言って、燃え尽き症候群は深刻な健康問題だ。燃え尽き症候群になっている可能性のある人は、できるだけ早く、それに対処しなければならない。だが同時に、現実的であることも必要だ。排除できるプレッシャー（週50時間働いている上に、副業を引き受けることなど）もあれば、排除できない要素（病気、経済的プレッシャー、失恋による感情の乱れなど）もある。

もしあなたが、住まいを確保し子どもを養うために二つの仕事を掛け持ちし、仕事の合間に最高の親であろうとしているのであれば、一切のストレスから解放され瞑想とヨガでのどかな朝を迎えることは到底、望めない。燃え尽き症候群に対処するために、絵に描いたような休暇を過ごす必要はないが、高い要求とそれに付随するストレスを抱えて生きながら、自分の健康にも留意するには、微妙なバランスを取る必要がある。何もかも解決する特効薬はない。また、ある人がバランスを取るのに役立つことが、他の人にとっては現実的でないこともある。

慢性的なストレスの兆候

ストレスの目盛りを下げることができなかったり、長期にわたって負荷がかかりすぎたりすると、ストレスが慢性化する恐れがある。慢性的なストレスの兆候は人によって異なるが、いくつかを次に挙げる。

- 睡眠習慣の乱れ
- 食欲低下
- 感情の乱れや怒りが頻発し、人間関係に影響する
- 集中力が低下し、仕事に集中できない
- 疲れていても、スイッチを切って休むことができない
- 慢性的な頭痛や眩暈《めまい》
- 筋肉の痛みや緊張
- 胃腸の障害
- 性機能の障害
- 喫煙、飲酒、過食といった習慣的な行為への依存
- 打ちのめされたように感じ、通常なら対処できる小さなストレス要因を避ける

試してみよう

燃え尽き症候群になっているかもしれないと思ったら、次の問いに答えよう。そして、自分の答えとそれが自分にとって何を意味するかについて、じっくり考えよう。

燃え尽き症候群には有効な測定方法がある（Kristensen et al., 2005 and Maslach et

al., 1996)。しかし、自分の経験について一番よく知っているのは自分自身だ。

現在の状態が健康にどう影響しているかを振り返ると、変えるべき要素に気づくことができる。

- 精神的な消耗を、どのくらいの頻度で感じるか？
- 朝目覚めたとき、しなければならないことが次々に頭に浮かんで疲れ果ててしまうか？
- 自由な時間があったとして、その時間を楽しむためのエネルギーが残っているか？
- 病気になりやすいと感じるか？
- 問題が起きたとき、それに対処できていると思えるか？
- 自分の努力と成果に価値があると思えるか？

脳と体は双方向にコミュニケーションをとる。つまり、体が長期間ストレスにさらされると、そのメッセージが継続的に脳に送られる、すると脳は次第に変化しながら体を整えようとする。こうしてストレスは体と心の両方に大きなダメージを与え、わたしたちのあらゆる側面とあらゆる部分に影響する（McEwen & Gianaros, 2010）。

ストレスをコントロールし、健康を保ちながらストレスをうまく利用するには、要求と補給のバランスを取らなければならない。要求が大きければそれだけ多くの補給が必要になる。また、バケツに入れるストレスが多ければ多いほど、それを処理し、要求に応えるスペースを作るために、より多くの放出弁が必要とされる。

良い知らせは、ストレスの体への影響を低減するための簡単なツールがいくつかあることだ。次節でそれらを紹介する。

まとめ

- ストレス反応が最善の働きをするのは、ストレスが短期的な場合に限られる。
- 慢性ストレスは、ギアをセカンドに入れて高速道路を走行するようなものだ。じきにダメージを受ける。
- 燃え尽き症候群は、職場だけの問題ではない。
- すべてに効く特効薬はない。ある人がバランスを取るのに役立つことが、他の人にとって非現実的な場合もある。

- 燃え尽き症候群の兆候を感じたら、それらに耳を傾け、自分のニーズを満たすために、すぐ行動を起こそう。

30

ストレスを活用する方法

不安についての章で、心身をすばやく落ち着かせる方法として呼吸法を紹介した（219ページから221ページ参照）。このテクニックはストレスにも効果がある。呼吸は心拍数、ストレス、平静さに直接影響する。息を吸うと横隔膜が下がり、胸郭のスペースが広がり、心臓が膨らみ、血流のスピードが遅くなる。その情報を受け取った脳は、血流のスピードを速めるようシグナルを送る。

対照的に、息を吐くときには、横隔膜が上がり、胸郭のスペースが狭くなり、血流が速まる。すると脳は、心臓の動きを遅くするようシグナルを送る。

- 吐く息が吸う息より長く力強いと、鼓動は遅くなり、体は落ち着く。
- 吸う息が吐く息より長いと、わたしたちは覚醒し、活性化する。

そのため、ストレス反応を鎮めるための、最も即効性のある方法の一つは、**吐く息を吸う息より長く、強くすること**だ。

もっとも、ストレスに圧倒されるように感じるときに目指すべきは、動揺や不安から解放されて、瞑想のようなリラックスした状態になることではない。環境から多くを要求されるときには、注意深くなる必要がある。こうした呼吸法を実践すると、思考が明晰になり、問題をより容易に解決できることに気づくだろう。つまり、**目指すべきは、ストレスをすべて解消して、すっかりくつろぐことではなく、ストレス反応の利点（覚醒など）を活かし、不都合な点（心配や困惑など）の度合いを下げて、可能な限りベストの状態になること**なのだ。

もっとも、時間を割いてリラクゼーションを練習しようとする人や、呼吸法に深い関心を持っている人は、このテクニックを長期的に用いて深いリラクゼーションを経験することができる。つまりこの呼吸法は、時間に余裕があって外部からの要求や気が散るものがない状況でリラックスするためにも利用できるのだ。しかし、何らかの課題に直面しているときも、その瞬間を乗り切るための選択肢として優れている。

他者を気遣う

子どもを持つ人の大半は、ベッドに横たわって、家が火事になったらどうしようと考えたら、子どもたちの手をとってできるだけ早く逃げる方法をあれこれ想像するはずだ。子どもを守ろうとするこの衝動は、闘争・逃走モードとどのように結びつくのだろうか。闘争・逃走反応がすべてを語るわけではない。他者とつながろうとしたり、他者を守ろうとしたりすることは、火事を消そうとしたり、火事から逃れようとしたりするのと同じく、生存本能の一部なのだ。きわめてストレスが強い状況では、もっと利己的な行動をとるかもしれないが、そうでないシナリオでは、わたしたちは他者を気遣う。

また、研究により、ストレスの多いときに他者を気遣うことに心を集中させると、脳内の化学物質が変化し、希望と勇気が生じることがわかっている(Inagaki et al., 2012)。それは長期的なストレスやトラウマの有害な影響からわたしたちを守ってくれる。**つまり、他者を思いやると、回復力《レジリエンス》が高まるのだ**(McGonigal, 2012)。この「思いやり－絆－ストレス反応」は、子孫を守るために進化したのかもしれないが、一般的なものであり、そうすることで得られる勇気は、わたしたちが出会うどのシナリオにも適用できる。他者とのつながりはストレスからの回復を助けるのだ。

社会的孤立は心身を多大なストレスにさらす。愛する人々にじかに会って挨拶を交わしたり、人間関係を充実させたりすることは、短期的にも長期的にもストレスを緩和する。

■より大きな目標に焦点を当てる

自己啓発の業界はもとより、総じてこの社会では、ベストを尽くして大勢の中で目立ち、並外れた存在になることが重視される。初対面の人に尋ねる質問の一つは「お仕事は何ですか？」だ。まっとうな質問だが、わたしたちが職業を重視していることを反映している。人生の目標はしばしば競争的な観点から設定され、誰もが必死になって、何かを達成することで自分の価値を示そうとしている。わたしたちは、特別な存在になれば幸福になれる、と信じるように導かれてきた。

しかし今では科学がこの誤謬を正しつつある。自己中心的な生き方をする人はうつや不安、孤独感に陥りやすい。一方、**自分よりも大きな目標に焦点を当てる人は希望と感謝とインスピレーションに恵まれ、より大きな幸福感と満足感を経験しやすい**（Crocker et al., 2009）。もちろん誰しも、自分に焦点を当てるときもあれば、より大きな目標に焦点を当てるときもある。わたしたちはこの二つの考え方の間を行き来する能力を持っていて、それが重要なのだ。ほんの少し時間を割いて、自分の選択と努力がより大きな目標のために役立つかどうかを考えるだけでストレスは軽減する。自分の行動が多少なりとも他者の役に立つかどうかに注目することで、困難で高い要求にさらされる状況でもストレス反応は減る（Abelson et al., 2014）。

では、現実の世界でこれは何を意味するだろう。ストレスの多い出来事を経験しているときに、その苦難と自分の価値観との関連や、他者への影響に注意を向けるようにすると、ストレスに対処しやすくなる。苦難の意味を変えることで、ストレスから逃げたり避けたりするのではなく、それに耐えようという気持ちになる。苦難はもはや自分の価値を証明するものではなくなるので、それに脅威を感じなくなる。努力自体を自尊心の根拠にすることで、変化が起きるのだ。

試してみよう

自己中心的な考え方から、より大きな考え方に移行する方法。

ストレスにさらされ、逃げ出したい、避けたい、という衝動に駆られたら、時間を割いて、自分の価値観をチェックしよう。次の質問を自問しよう。

- この努力や目標は、わたしの価値観とどのように一致するか？
- わたしはどのような貢献をしたいのか？
- この行動によって、他者にどのような影響をもたらしたいか？
- この活動を通じて、何を支持したいのか。この努力は、わたしにとってどのような意味があるか？

マインドフルになる

ツール

瞑想：ストレスを軽減する

瞑想は、特定の集団の信条でもなければ、ニューエイジの流行でもない。科学が明らかにしているように、それは脳と生活の質に強力な影響を及ぼすテクニックだ。詳細はまだ明らかになっていないが、現時点では、瞑想が脳の構造と機能を変え、ストレスを軽減し、感情調節能力を向上させることがわかっている。

ストレスを感じているときは休息時間が短くなりがちだ。ヨガニドラはシンプルな瞑想テクニックで、深い休息とリラックスを促進する。その実践では、知覚の訓練（たとえば、呼吸や体の各部に意識を集中させるなど）を導く「瞑想ガイド音声」を利用することが多い。近年、ヨガニドラは研究が格段に進み、ストレスを軽減し（Borchardt et al., 2012）、睡眠を改善し（Amita et al., 2009）、全般的な幸福感を高めることが示されている。ガイド付き瞑想の大半は30分ほどだが、長時間瞑想できない人にとっては、11分間のヨガニドラでもストレス低減に役立つことが、最近の研究によって明らかになった（Moszeik et al., 2020）。

そのため、ストレスが強く時間がないときには、10分間ソーシャルメディアをスクロールするより、ヨガニドラを行ったほうが良いだろう。

瞑想は万能ではない。運動と同じく、道具箱の中にある強力なツールの一つだ。瞑想にはさまざまなタイプがあるが、研究によって精査された瞑想を紹介しよう。

- マインドフルネス瞑想。最も広く奨励され、いくつかの心理学的療法の一部として教えられている。今このときに意識を集中させ、判断を下さず、没入することもなく、五感を観察する精神的スキルを育てる。現在経験しているストレスと感情に対処するために、どこでもすぐ使える素晴らしいツールだ。過去や未来を考えることから心を引き戻し、現在の経験を判断も意味づけもせずに観察する能力を養うことができる。
- 絵やマントラ（意味や意義のある言葉やフレーズ）、あるいはオブジェを用いて意識の集中を助ける瞑想。
- 思いやりと優しさを養うためのガイド付き瞑想。

マインドフルになるというのは、キャンドルに囲まれて終日瞑想することではない。今このときに意識を集中させ、感情にとらわれたり抗ったりすることなく感情を観察することだ。**つまり、経験に対して判断を下したり性急に意味付けしたりせず、心を開き、興味を持ち続けることを意味する。**瞑想はマインドフルネスの実践を助ける。車をスムーズに運転できるようになるには教習を受ける必要があるように、マインドフルネスを実践するには瞑想を通してそれを学ぶ必要がある。

すでに瞑想していて、そのスキルを日常生活に活かしたい人も、瞑想はうまくできないが、よりマインドフルになりたい人も、次に紹介する方法を用いれば、マインドフルネスを実践しやすいだろう。

■マインドフルなウォーキング

- 足の裏の感覚に注意を払うことから始めよう。足の裏が地面と接触したとき、どのように感じるか？　地面から離れて前に進むときの足の動きはどうか？　足の裏が地面を接触している時間はどのくらいか？
- 歩くときの腕の動きに注意を払う。変えようとするのではなく、ただ注意を払うだけだ。
- 意識を広げて、歩くときの体の動きと、その感覚を感じる。歩くために、体のどこが動いているか、どこが静止しているか。

- さらに意識を広げて、周囲の音を聞く。普段は気づかないような音にも気づくようにする。良し悪しを判断せず、その音を聞こう。
- 気持ちが散漫になり、新しい物語を語り始めたら、今このときのウォーキングに注意を引き戻そう。
- 歩いているときに見えるすべてのものに注目しよう。色彩、輪郭、手触り。通りすぎるときの視線の変化を意識しよう。
- 呼吸をしながら、気温と、空気の匂いに注意を向けよう。

マインドフルなシャワー

多くの人にとって朝のシャワーの時間は、心が働き始める時間だ。その日の予定を立てたり、しなければならないことについて心配したりする。そうするうちにシャワールームから外に出て一日を始めるのが怖くなったりする。しかしシャワーを浴びる数分間は、マインドフルネスを実践する素晴らしい機会になる。他の時間に比べて非日常的な感覚情報が多く、シャワーを浴びていると今このときに意識を集中させやすいと感じる人もいる。

- 水が体に当たる感覚に意識を集中させる。最初に水が当たるのはどこか、体のどの部分に水が当たらないか。
- シャワーの温度に注意を向けよう。
- 石けんとシャンプーの香りに気づこう。
- 目を閉じて、シャワーの音に耳を傾けよう。
- 湯気と水滴が空中にあるとき、あるいは、さまざまなものに当たるときの様子に注意を向けよう。
- そこに立っている間に感じるあらゆる感覚に気づこう。

マインドフルな歯磨き

- 歯磨きペーストの味に注意を向けよう。
- 歯ブラシが動くときの感覚を意識しよう。
- 歯ブラシを持つ手の動き、歯ブラシを握る力の強さに注意を向けよう。
- ブラッシングの音、水の流れる音に耳を傾けよう。
- 口をすすぐときの感覚に注意を向けよう。
- 気持ちが散漫になるたびに、今このときのプロセスから生じるさまざまな感覚に注意を引き戻そう。

- 歯磨きに対して、初めてそれを行うような好奇心を持とう。

スイミング、ランニング、コーヒーを飲むこと、洗濯物をたたむこと、皿洗い、その他、日常のどの行動についても同じことができる。毎日行っている活動から一つを選び、マインドフルに取り組もう。

覚えておいてほしいのは、心がさまよっていることに気づいても、マインドフルネスに失敗しているわけではないことだ。心は常にさまよいながら、この世界の意味を理解していく。マインドフルネスとは完全かつ徹底的に集中することではない。それは心がさまよっていることに気づき、意図的にその焦点を今このときに引き戻すというプロセスである。

畏怖を感じる体験

瞑想は気持ちや感情から距離を取るのを助ける。同様の効果を持つ経験がもう一つある。畏怖を感じることだ。**畏怖とは理解を超える存在に対峙したときの感覚である。**たとえば、美、自然、超人的能力に対して畏怖を感じることがある。そうした新しい経験は、物事を評価し直し、考え直すことを人に強いる。パワフルでカリスマ性のあるリーダーを目の当たりにすることから、夜空を眺めて宇宙や自分が生まれた奇跡に思いを馳せることまで、畏怖を感じる状況はさまざまだ。子どもの誕生に立ち会うという生涯に一度だけの状況もあれば、森の中の散策、海を眺めること、力強い歌声を聴くといった、より頻繁に経験する状況もあるだろう。

これまで心理学研究は、畏怖という領域を無視してきた。しかしわたしたちは、人々が畏怖の念によって、日常生活の些末なことから気持ちを切り離し、より広い世界、より大きな存在に目を向けるようになることを知っている。そしてポジティブ心理学の誕生以来、ネガティブな感情を排除するだけでなく、ポジティブな感情を持つことの重要性が研究されている（Frederickson, 2003）。

畏怖と感謝の念には何らかの関係があるが、今のところ確かな証拠はない。人々は畏怖を覚えた経験について、**「自分の存在が小さく感じられ、何が最も重要なのかが容易に認識できるようになる」**と語る。畏怖の念は、自分が生きていることへの感謝や驚きを引き起こすようだ。

もっとも、畏怖を感じるために、タイの浜辺に暮らしたり、ナイアガラの滝へ行ったりする必要はない。畏怖は、何かを考えたり想像したりするだけで、感じることができる。セルフヘルプの指導者や自己啓発の講演家はしばしば「あなたがこの世に生まれてくる確率は400兆分の1」だと語る。想像も及ばない数字だが、そう聞くと、ほんの短い間でもこの地球に生きられることがどれほど幸運なことであるかに気づかされる。この考えは畏怖の念を引き起こし、自分を超えた大きな存在を感じさせる。広大な宇宙における自分の小ささを感じることほど、ストレスを軽減し、新たな視点をもたらし、心を穏やかにするものはない。このことを深く理解するには、頭の中の情報をすべて入れ替える必要があり、そうすることでストレスの原因をいくらか新鮮な視点から見られるようになるだろう。

したがって、ストレスに対処するときには、動物と共に過ごす、自然の中で過ごす、素晴らしいパフォーマンスを見る、星を見上げるなど、自分が畏怖の念を抱いたものを掘り下げることをお勧めする。そうした経験を日記などに記録しておくといい。そうすれば自分への影響を理解し、その場所に戻ることはできなくても、その思い出に戻ることができる。

まとめ

- 呼吸の仕方など、簡単なことを変えるだけで、ストレスレベルに影響が及ぶ。
- 瞑想が、脳とストレスへの対処の仕方に多大な影響を及ぼすことは、科学的に証明されている。

- 他者とつながることはストレスからの回復を助ける。社会的孤立は心身に強いストレスを与える。
- 競争ではなく貢献を目標にすると、やる気を持続させ、ストレスに耐えることができる。
- 畏怖を感じる経験によって、新たな視点を得ることができる。

31

重要な場面でのストレス対処法

わたしたちは日々、ストレスはよくないという情報を浴びせられており、多くの介入策はストレス要因を減らし休息とリラクゼーションを増やすことに重点を置いている。しかし、ストレスを排除できない状況ではどうすればいいのだろう。たとえば就職の面接や、試験に臨むときのストレスには、どう対処すればいいのだろう。どうすれば、そのような状況でベストを尽くすことができるだろう。

実際に強いプレッシャーを感じる状況では、リラックスの仕方やストレス解消法に関する優れた研究もあまり役に立たないように思える。試験開始と同時にリラクゼーションのエクササイズを始めるわけにはいかないし、数か月にわたる就職活動の末に唯一たどりついた面接に臨むときに、自分に完璧を求めるのはやめようと心に誓っても、ストレスが軽減されるわけではない。こうした状況で真に必要とされるのは、ストレスを活用してパフォーマンスを高め、ひいてはその経験から学ぶためのツールだ。否応なく強いプレッシャーがかかる状況で、要求に前向きに対処するにはどうすればいいだろうか。

ストレスがわたしたちを後押しする状況があるとしたら、それはまさに短期的に強いプレッシャーがかかるそうした状況だ。そのときに目指すべきは、ストレスを排除して家のソファでくつろぐようにリラックスすることではない。プレッシャーに圧倒されたりパフォーマンスに悪影響を受けたりせず、逆にプレッシャーを活かすことを目指すべきなのだ。

ストレスを「役に立つ強み」と捉える

ストレスについてどう考えるかが、プレッシャーにさらされたときのパフォーマンスに影響することを、研究が示している。**ストレス反応を「問題」と捉えるのではなく、「役に立つ強み」と捉えるようにすると**、ストレス反応の抑制にエネルギーを奪われることなく、面前のタスクに全エネルギーを注げるようになる。その結果、ストレスに悩まされることが減り、自信が高まり、より良いパフォーマンスができるようになる。このマインドセットの変化は、言うなれば「どれほどストレスが強くてもベストを尽くしなさい」から「**ストレスの兆候を感じたら、そのエネルギーと集中力の高まりを活かしてベストを尽くしなさい**」への変化だ。このようにマインドセットを変えるとストレスによる消耗が軽減されるという証拠がある（Strack & Esteves, 2014）。

何であれ大きなイベントの準備期間に、ストレスを減らすことばかり考えていると、ストレスは解決されるべき問題だという誤解を強めることになる。どこへ行くにしても、ストレスが頭をもたげたら一緒に連れて行こう。ストレスを活用して、やるべきことに集中し、精力的にこなそう。本来、人はプレッシャーのもとで成果を上げるようにできており、きっとわたしたちもそのようにできる。それに気づくと、ストレスの兆候は、問題の「症状」ではなくなる。研究によると、プレッシャーがかかるとパフォーマンスが向上することを知ると、実際のパフォーマンスが33パーセント向上するそうだ（Jamieson et al., 2018）。

目的に沿ったフレーズを用意する

マインドセットを変える方法の一つは、言葉を変えることだ。言葉は状況の意味や、それに対するアプローチに強く影響する。仮にわたしたちがプロのスポーツ選手だとして、試合に出るためにロッカールームを出る直前に、コーチから「お前はもうだめだ」と言われたら、どうなるだろう。ストレスが高まるだけでなく、破滅的な思考にとらわれ、パニック発作さえ起こしかねない。

ソーシャルメディアにはアファーメーションや名言が溢れている。そのいくつかは、適切なタイミングで適切な人に届けば、心に響くだろう。それらは何をどう変えるのだろうか？
中には、人生において何をやめるべきか、何を避けるべきかに焦点を当てたものもある。しかし、「してはならない」というアファーメーションに気持ちを集中させるのは得策ではない。わたしたちは注意のスポットライトを一つしか持っていないので、してはならないことにスポットライトを当てると、物事をうまく進めるためにしなければならないことにほとんど光が当たらなくなるのだ。

単にポジティブでいることに焦点を当てるアファーメーションもある。それらは気分を高揚させるが、そうなるのは、わたしたちがその言葉を信じられる場合だけだ。「前向きでいよう」とか「きみは立派にやっている」と言われるだけでは、漠然としすぎていて、目の前にあるタスクをどう乗り越えればいいのかはわからないままだ。

デイヴ・アルレッド博士はトップレベルのパフォーマンス・コーチで、世界のトップアスリートの多くを指導し、注目されて極度のプレッシャーがかかる状況で最高のパフォーマンスができるよう支援してきた。彼は個々のアスリートのためのアファーメーションを組み立てるとき、絶対的な真理を述べるのではなく、**具体的な事実、つまり選手が信じていること**に基づくようにしている。それらのアファーメーションは、マインドセットのために必要な要素をはっきりさせ、このプロセスを続けることが向上につながることを選手たちに伝える。**集中すべきことを明らかにすることによって、向かうべき方向を教えるのだ。**アルレッドの手法は、まず「どのようにするか？」と尋ね、次に、プロセスが正しいとどうなるかを明らかにし、続いて、その人の目的と一致する感情を導き出す、というものだ（Alred, 2016）。

わたしたちも、ストレスが強く、集中力が途切れたりパフォーマンスが落ちたりしそうな状況に臨むときには、あらかじめそうした言葉を用意しておけば、目的に沿った思考と感情と行動を選べるようになるだろう。直面するタスクのタイプによって、必要な言葉のタイプは変わる。それらの言葉は短く、具体的で、明確で、説明的なものにするべきだ。また、イベントの前に練習してきたプロセスとそのときの感情に触れるようにすることも重要だ。

■リフレーミングする

リフレーミングについては別の章で取り上げたが、ここでもきわめて有用である。リフレーミングとはある状況を違う枠組みから見ることだ。自分が信じていないことを真実だと思い込もうとするのではなく、ただ枠組みを変えるだけだ。新たな視点から状況を見ると、新しい意味を引き出すことができ、ひいては感情を変化させることができる。

本節では「ストレス」を「決意」に、「脅威」を「挑戦」にリフレーミングしよう。たった一つの言葉を変えるだけで、身体的感覚に嘘をつくことなく、その意味を変えることができる。「決意」や「挑戦」と呼ぶことで、わたしたちはその感覚を受け入れることを選択している。「ストレス」や「脅威」と呼ぶ場合は、それらを嫌い、避けようとしている。

■より多くのものを視覚に入れる

ストレスが強い状況では、心の視野だけでなく、実際の視野も狭くなりがちだ。最も重要な要求に集中するためにそうなるらしい。しかし、ストレスに圧倒されそうな場合でも、体の高出力を維持しながら心を落ち着かせることはできる。研究によると、その方法の一つは、より広い視野を持つことだ。もっとも、それは頭を動かして周囲を見回すという意味ではなく、単に視野を広げてより多くのものを見るようにするという意味だ。**視覚システムは自律神経システムの一部なので、視野を広げることで、ストレスや覚醒に関連する脳の回路につながることができる。**アンドリュー・ヒューバーマンは、これは脳が活性化した状態でより快適に過ごすための強力な方法だと述べている（2021）。わたしたちはストレス反応が止まることを望んでいない。なぜならそれは、プレッシャーが強い状況を乗り切るために欠かせないからだ。望むのは、ストレス耐性を高めて、心が強いストレスに耐えられるようにすることだ。

失敗の認識を変える

当然ながら、失敗が多大な影響を及ぼすと思うと、強いプレッシャーがかかる。失敗が大きな脅威と見なされるとき、脳はその脅威に焦点を当て、確実に回避しようとする。大小にかかわらず失敗すると自分を責めがちな人は、失敗する可能性があるだけでストレス反応に拍車がかかる。

わたしたちの注意力には限界があり、ストレスがかかる状況で何らかのタスクをうまくこなすには、注意のスポットライトを完全にコントロールし、必要なことに集中しなければならない。失敗を恐れる気持ちや、さらに悪い展開への心配を克服するには、**タスクのプロセスに焦点を絞り、思い悩む余地を残さないようにする**必要がある。

可能なら前もって練習しておくのが有益だ。タスクのプロセスとそれを行うときの感情に慣れるために、当日、何に集中し何を期待すべきかを思い出すための言葉を、事前に用意しておこう。そのプロセスが頻繁に使われる経路になれば、それを信頼することができる。

また、直面する課題と失敗する可能性に応じて、リフレーミングのスキルを用いて、失敗の認識を変えるのも有益だ。

試してみよう

このテーマを書き留めることによって探求する場合は、以下の問いかけが参考になるだろう。

- 自分の失敗に、どのように反応するか?
- それを否定し、すぐ前進し、それが起きたことも忘れるか?
- すぐ自分を責め、自分の性格の何らかの側面を非難するか?
- それとも外の世界に目を向け、自分の人生がうまくいかないのを世の中のせいにするか?

もしわたしたちが十分に教わっていないことがあるとしたら、それは失敗への対処の仕方だ。

失敗や挫折を、自らの人格や自尊心と結びつけると、些細な失敗でも、羞恥、諦め、退却、引きこもりを引き起こし、耐え難い感情を封じ込めたくなるだろう。これは完璧主義者によくあることだ。完璧主義者は、他者は常に完璧を求めると考え、他者の要求を十分満たす結果を出そうとする。自らの失敗が些細で、一時的なものであっても、失敗した自分は敗者だと考える。

しかし、人間は本質的に不完全であることを認識し、失敗しても人格を攻撃したりせず、その瞬間の具体的な出来事に焦点を当てるようにすると、感情は違ってくる。**自分は永遠に敗者だと思い込んで絶望するのではなく、個々の判断や選択に注目することで、どこで間違ったのかを自分に正直に振り返ることができる。**

重要なこととして、そうしても、わたしたちは依然として自らの行動の責任を負っている。セルフ・コンパッションはわたしたちを責任から解放するわけではない。そうではなく、特定の過ちを独立した出来事として捉え、焦点を当てれば、そこから自由に学び、自分の価値観に立ち返ることができるようになる。セルフ・コンパッションは失敗から学び、前進するための道だ。一方、羞恥心はわたしたちを麻痺させ、前進できなくする。

失敗は常に厄介なものであり、ストレス反応を強める。ストレスを感じるとき、悲観的な中核信念《コアビリーフ》が活性化する可能性がある（Osmo et al., 2018）。わたしたちは「自分は敗者だ、完全な敗北者だ、自分には価値がない。役立たずだ」などという思考を抱き始める。こうした思考とそれに伴う羞恥心はパワフルで、自分は孤独で孤立していると感じさせる。わたしたちはその思考を事実だと思い込み、そう考えるのは自分だけだと思うので、その気持ちを隠そうとする。しかし、この地球上には70億人の人がいて、こうした中核信念は、世界中で見られる15から20の悲観的な中核信念のリストの一部なのだ。それが意味するのは、わたしたちはまったくもって孤独ではないということだ。自分には愛される価値があると感じたい、安全なグループに属したいという欲求は、人間として当然のものだ。

失敗したせいで恥を感じるときには、集団による受容と、それゆえの生存が脅かされるように感じる。この感情は消耗をもたらし、事態を改善しようとする気もなくなる。なぜなら、問題は特定の行動や選択にではなく自分にあると思い込むからだ。

世の中に出て、リスクをとるようになると、恥をかくことも増えるだろう。そのようなときには、自尊心を損なうことなく、失敗から学ぶことのできる安全な場所が必要とされる。その場所は自分の心であるべきだ。愛する人が苦しんでいたら、わたしたちは思いやりを示す。彼らにとってそれが必要だとわかっているからだ。そうであれば、自分が倒れたら自分に対してもそうするべきだ。それは再び立ち上がり前進するための最も確かな方法だ。

しかしどうすれば、自分に対する敵意を抑え、必要とする声を自分にかけられるようになるだろう。

恥のバイアスを外す

失敗して恥を感じるときには、強い思考バイアスがかかっていることが多い。わたしたちはたった一つの出来事、行動、選択、行動パターンをもとに、自分の人格や人間としての価値について、包括的な判断を下そうとする。これは自分の長所、短所、意図など、あらゆる要素を無視して、特定の情報だけに基づいて全人格を判断しようとすることだ。愛する人に対しては、そのようなことはしないはずだ。愛する人が間違いを犯したとき、彼らを人間として切り捨てたいとは思わないだろう。彼らにはその経験から学び、前進し、自らの理想と調和した選択をしてほしいと思うはずだ。できる限りのことをしてあげたいと考え、暴力的な言葉の集中砲火を浴びせたりはしないだろう。

ツール

恥からの回復力を高めるヒント

恥の感情は強烈で、非常に辛い場合がある。挫折や失敗を伴う恥への回復力を高めるためのヒントを紹介する。

- 言葉の選択に注意する。「わたしは……だ」という言い方は、人格や人間としての価値を包括的に攻撃することにつながり、恥の意識をさらに強める。
- 起きたことを振り返るとき、間違いだったと思える行動をはっきりさせよう。一つの行動や一連の行動が、わたしたちのすべてではない。

- 恥を覚えるのは自分だけではないことを認識しよう。失敗や挫折のあと、恥を感じ、自己嫌悪に陥るのは、ごく普通のことだ。そのような思考は、世界のどこでも見られるが、有益でも正確でもない。
- 恥の感情は辛く激しいが、一時的なものであることを認識しよう。自分をなだめるスキル（第3章11節127ページ参照）を使って、感情の波を乗り切ることができる。
- 愛する人が恥を覚えているとき、どう語りかけるだろうか？
- 彼らへの愛情を示しながら、正直になり、その人の行動の責任を取らせるにはどうすればいいだろうか？
- 恥を覚えた経験を、信頼する人に明かそう。隠そうとすると恥はいつまでも消えない。人に明かすことで、失敗すると恥を感じるのは人間として当然であることがわかる。良い友人は常に正直で、わたしたちを受け入れてくれるので、自分の過ちを正直に語ることができる。
- 自分が理想とする人は、この状況にどのように反応するだろう。後で振り返ったときに、自分を誇りに思い、感謝できるようになるには、これからどのように進んでいけばいいだろうか？

まとめ

- ストレスをどう捉えるかは、プレッシャーにさらされたときのパフォーマンスに影響する。
- ストレスを「役に立つ強み」と捉えることで、ストレス反応の抑制にではなく、面前のタスクをこなすことに全エネルギーを注げるようになる。
- アファーメーションやマントラでは、「してはいけないこと」ではなく、「やるべきこと」を語るようにしよう。
- ストレスレベルに合わせて、視野を広げよう。
- プレッシャーのかかる状況でストレスに対処できるよう、失敗との関係を見直し、恥からの回復力を構築しよう。

On a Meaningful Life

第8章

心が満たされないとき

32

「幸せになりたいだけ」に関する問題

セラピーで進むべき道に光を当て、どうしたいかを考える段階になると、少なからぬクライアントが「わたしはただ幸せになりたいだけです」と言う。

彼らがそう思うのも無理はない。実のところ、幸せという概念は長年にわたって「喜びと満足に溢れた人生」という捉えどころのないおとぎ話に乗っ取られてきた。ソーシャルメディアにも、「ポジティブになろう、幸せになろう、人生からネガティブなものを追い出そう」と語りかける投稿が溢れている。

わたしたちは、「幸せが標準であり、そうでなければメンタルヘルスに問題がある」とか、「物質的な豊かさを手に入れれば、幸せになれる」と思い込まされている。

だが、人間は常に幸せでいられるようにはできていない。生存を脅かす難題に対処するようにできているのだ。感情は、わたしたちの体の状態、行動、信念、周囲で起きていることへの反応だ。それらはすべて常に変化している。したがって、常に変化しているのが正常な状態なのだ。ラス・ハリスは著書『幸福になりたいなら幸福になろうとしてはいけない』において、感情は天気のようなものだと述べている。感情は常に動き、変化し、予測できるときもあれば、突然、生じるときもある。感情は常にわたしたちの経験の一部だが、天気と同じように、ある瞬間は心地よいが、ある瞬間は耐え難い。非常に曖昧で簡単には説明できないときもある。このように感情が不確かなものである以上、末長い幸せなどというものは存在し得ない。わたしたちは幸せで充実した人生を送りながらも、人間としてさまざまな感情を経験する。幸せとは常にポジティブであることだと思い込んでいると、気分が沈んだときに自分は敗者だという思いにとらわれてしまう。自分が道を踏み外しているように感じたり、メンタルヘルスに問題があるのではと恐れたりする。そんなふうに考えだすと、どんよりと曇った日はますます暗くなる。だが、時として幸せを感じられなくなるのは、わたしたちが人間で、人生には多くの困難がつきものだからなのだ。

人生に幸せをもたらすものは、幸せな感情だけをもたらすわけではない。その最たるものは人生で出会う人々だ。たとえば、家族はかけがえのない存在だが、家族が間違ったことをすると、他の人がそうした場合より激しく動揺するだろう。また、子どもを持つ人は、子育てに意義を覚え、日々、強い愛と喜びを感じるだろうが、同時に苦痛や恐怖を感じたり、恥を経験したりもする。つまり、幸せな瞬間は、大きな花束の中の一輪の花であり、その一つだけを取り出すことはできない。感情は束になって訪れるのだ。

なぜコアバリューが大切なのか

人生に迷いを感じて、セラピーを受け始める人もいる。彼らは具体的な問題を抱えているわけではないが、自分が正しい方向に進んでいると思えない。何かに夢中になったり、仕事にエネルギーや熱意を注いだりしにくい。はっきりした問題がないにもかかわらず、進むべき方向を見出せない。目標を達成できないのではなく、そもそもどのような目標を立てればよいのか、どの目標に努力するだけの価値があるのかがわからない。

多くの場合、原因はその人がコアバリュー（基本的価値観）と切り離されていることにある。**自分にとって最も重要なことから切り離された人生を彼らは送っているのだ。**その場合、価値観をはっきりさせると、多くのことが解決する。コアバリューは、目指したい方向や、最も有意義な人生を送るための目標を知る指針となる。また、人生の苦難に耐える助けにもなり、困難なときでも、正しい道を進んでいることを思い出させてくれる。

価値観とは何か？

価値観は目標ではない。目標は具体的で期限があり、わたしたちはそれを目指して努力する。目標は達成したら、それで終わりだ。その後は、次の目標を探さなければならない。目標になるのは、試験に合格すること、やることリストをすべて終わらせること、ランニングで自己ベストを更新することなどだ。

一方、価値観は達成できるものではない。**価値観は、人生をどのように生きたいか、どのような人になりたいか、どのような原則を貫きたいか、といったことだ。**

もし人生が一つの旅だとしたら、価値観とは、わたしたちが選ぶ道だ。その道に終着点はない。道はわたしたちが旅をするための一つの方法であり、価値観に沿って生きることは、その道から離れないよう意識的に努力することを意味する。途上には、跳び越えなければならないハードルがたくさんある。それらは、この道を選んだときにわたしたちが定めた目標だ。いくつかのハードルは高すぎて跳び越えられるかどうかわからない。それでもわたしたちはベストを尽くす。なぜなら、この道を進み続けることが、自分にとってとても大切だからだ。

他にもハードルや困難を伴う道はたくさんある。しかし、この一本の道を選び、どんな困難も乗り越えようと決心することで、すべての出来事や行動に意味と目的が生まれる。この道を突き進むという強い意志があればこそ、無謀と思えるほどの挑戦をする。ある人は生涯を通して数々の試験に取り組むかもしれない。それはその人の価値観が生涯学習と自己成長を重視するからだ。

すなわち、価値観とは、わたしたちが行うこと、それを行うときの態度、それを選択する理由なのだ。それは、わたしたちが誰であって誰でないかということではない。所有するもの、なろうとするもの、達成するもの、完了するものでもない。

時々、わたしたちは価値観に沿った生き方から遠ざかってしまうことがある。そうなるのは、人生で予期せぬことが起こり、別の方向へ引き寄せられたからかもしれない。あるいは、自分の価値観がはっきりしていなかったせいかもしれない。人生を通じて変化し成熟するにつれて、価値観も変化していく。自立し、家を離れ、出会った人々から学び、世界について多くを学び、子どもを持ったり持たなかったりする。人生にはさまざまな変化がつきものだ。**したがって、自分にとって何が最も重要であるかを、定期的に見直すことが大切だ。**そうすれば、必要に応じて意識的に方向転換し、進むべき道を進めるようになり、人生を有意義なものにできる。

価値観が定まっていないと、義務感や他者の期待、あるいは、それを達成したらようやく満足できる、リラックスして自分を認めることができる、という予測に基づいて、目標を設定しがちだ。そうすることの大きな欠点は、満足し幸せになるための条件を限定してしまうことだ。また、満足と幸福感のすべてを、今ではなく将来に置くことにもなる（Clear, 2018）。

わたしは目標を設定すべきでないと言っているわけではない。しかし、何かに向かって努力するとき、なぜそれに取り組むのかを明らかにし、人生における満足や幸福感は終着点に待っているのでなく、そこまでのプロセスにあることを理解しておくのは有益だ。将来、幸せになるのを期待するのではなく、自分にとって最も大切な価値観にしたがって生きることで、今、人生が有意義で目的のあるものになるとしたら、どうだろう？　わたしたちは、依然として変化と達成を目指して懸命に努力しなければならないが、意義深い人生の訪れを待っているのではなく、すでにそれを手に入れているのだ。

まとめ

- 多くの人は、幸せが標準的な状態であり、そうでなければメンタルヘルスに問題があると思い込んでいる。
- わたしたちが時々不幸な気持ちになるのは、わたしたちが人間であり、人生に困難は付きものだからだ。
- 人生を価値あるものにするのは幸福感だけではない。幸福、愛、喜び、恐れ、羞恥心、苦痛、そのすべてが生きがいをもたらす。

- 価値観をはっきりさせると、意義と目的のある目標を設定しやすくなる。
- 価値観を中心に据えると、辛い時期にも、自分は正しい道を歩んでいることを自覚し、耐え抜くことができる。

33

人生において何が重要かを明らかにする

ライフステージや直面する問題によって価値観は変化していく。行動や、価値観に対する忠実さも変わる。人生にはさまざまな出来事が起きるものであり、変化や葛藤に直面すると、わたしたちは新しい方向に引き寄せられ、大切なものから遠ざかってしまうかもしれない。

したがって、時々、自分の価値観を確認することは有益だ。自分の価値観を明らかにするための、簡単なエクササイズがいくつかある。その作業にはコンパスと地図が必要となる。自分はどちらに向かっているのか？　この方向へ行きたいのか？　そうでない場合、自分にとって最も大切なものに向かうには、どちらの方向を目指すべきか？

ツール

価値観のチェック

本書巻末の「ツールボックス」にある三つの図表――「人生の領域」「価値観・目標・行動」「価値観の星」――は、人生の各領域で自らが最も価値を置くものを知るために利用できる。図10や図11（310ページ）に記した領域は一例にすぎない。自らの状況に合わせて、自由に書き込もう。続いて、それぞれの領域においてどのような価値観が自分にとって最も重要かを考えよう。次に挙げる問いはその助けになる。

- 人生のこの領域で、どのような人になりたいか？
- 何を大切にしたいか？
- どのような努力をしたいか？
- どのような貢献をしたいか？
- 人生のこの領域に、どのような資質や態度で臨みたいか？

このエクササイズで重要なプロセスは、空欄に自らの価値観を記入した後から始まる。A

熱意　正直　信仰　公平さ

親切　優しさ　思いやり

強さ　野心　頼もしさ

信頼　存在感　柔軟性　好奇心

オープンマインド　大胆　忠誠心

創造性　冒険心　感謝

信用　理解　精神性

持続可能性　誠実　自己認識

独立　つながり　受容

愛情　決断力　忍耐

プロ意識　敬意　勇気

図10：価値観の例――自分に関係があり、重要だと思える価値観に○をつけよう。

人生の領域

人間関係	健康	創造性
育児	精神性／信仰	貢献
学習と発展	遊び／娯楽	仕事

図11：人生の領域の例――大切にしたい領域を書き込もう。

CTセラピーでは、それぞれの価値観が自分にとってどれだけ重要かを10段階のスケールで評価する。

10は最も重要で、0は全く重要でない。

次に、自分がどのくらいその価値観に沿った生き方をしているかを、同様のスケールで評価する。10は最も価値観に沿っている、という意味で、0は全くそうではない。その後、二つの評価の差に注目する。差が大きいほど、自分にとって重要なことを、疎かにしていることになる。たとえば「健康と体に配慮すること」を重視し、「10」の評価を付けているとしよう。それにもかかわらず、その価値観に沿った生き方をしているかについては、「2」という低評価を下した。なぜなら食生活が乱れていて、運動もやめてしまったからだ。この落差を自

価値観・目標・行動

価値観	目標	日々の行動
生涯学習、好奇心、個人的成長	学び続ける人生	読む、学ぶ、試験やパフォーマンスで自分に挑戦。それらのスキルの拡大と学習の促進
他人への愛と思いやり	大切な人の特別な日を忘れない。時々、親族を訪問する	ささやかな愛情と思いやりを表現する。誕生日や記念日を書き留めておく。大切な人と過ごす時間をつくる。近所のお年寄りが道を渡るのを手助けする

図12：上の表は、価値観、それに沿った目標、それが日々の行動にどう反映するかを示している。

覚すると、この領域でプラスの変化を起こさなければならないことがわかるだろう。

このエクササイズは、各領域でわたしたちが向かうべき方向を示唆する。人生において時には競合する優先順位を俯瞰する素晴らしい方法だ。もっとも、これはやるべきことや、その方法を示すわけではない。ただ、地図を提示し、現状を俯瞰させるだけだ。それをもとに、進みたい道に近づくための行動を選択しよう。

重要なこととして、このエクササイズは、直面する問題を解決したり、日々生じる喜びや苦しみといった感情をコントロールしたりするためのものではない。すべてが好転するのを待てば、なりたい人になれる、というわけでもない。このエクササイズは、困難な日にも幸せな日にも意義を見出すためのものだ。周囲の状況にかかわらず、自分の価値観に従って生きるために、どうすれば意識的に選択できるかを、わたしたちに考えさせるのだ。

ある領域で、自分の人生と価値観の最も重要な側面を見極めたら、次に紹介する簡単なエクササイズ（価値観の星）によって、今の生き方が自分の価値観にどれほど沿っているかをチェックしよう。このエクササイズを最初に考案したのは、スウェーデンのＡＣＴ認定臨床心理士トビアス・ラングレンだ。わたしも自分なりにアレンジして使っている。

この星型には10段階の目盛りが六つある。各目盛りの隣に自分の人生で特に重要な領域を記入しよう。その領域で、今どれほど自分の価値観に沿って生きているかを×印で示そう。たとえば、「健康」について、思うほど健康を優先していないと感じていたら、5に×印を入れる。一方、人間関係で、自分が理想的なパートナーにかなり近づいていると思ったら、9に×印を入れる。すべての目盛りに×印を入れたら×印をつなぎ、どんな星型になったかを見よう。星のバランスが崩れていたら、短いところが注意すべき領域だ。巻末の「ツールボックス」に白紙の星型があるので、記入してみよう。

自分の価値観のどこまでが自分の願望によるもので、どこまでが他者の期待の影響なのかは往々にしてわかりにくい。これは重要な問題であり、はっきりさせる必要がある。もっとも、家族やコミュニティに対する義務感や責任感は重要でないとか、それらに影響されては

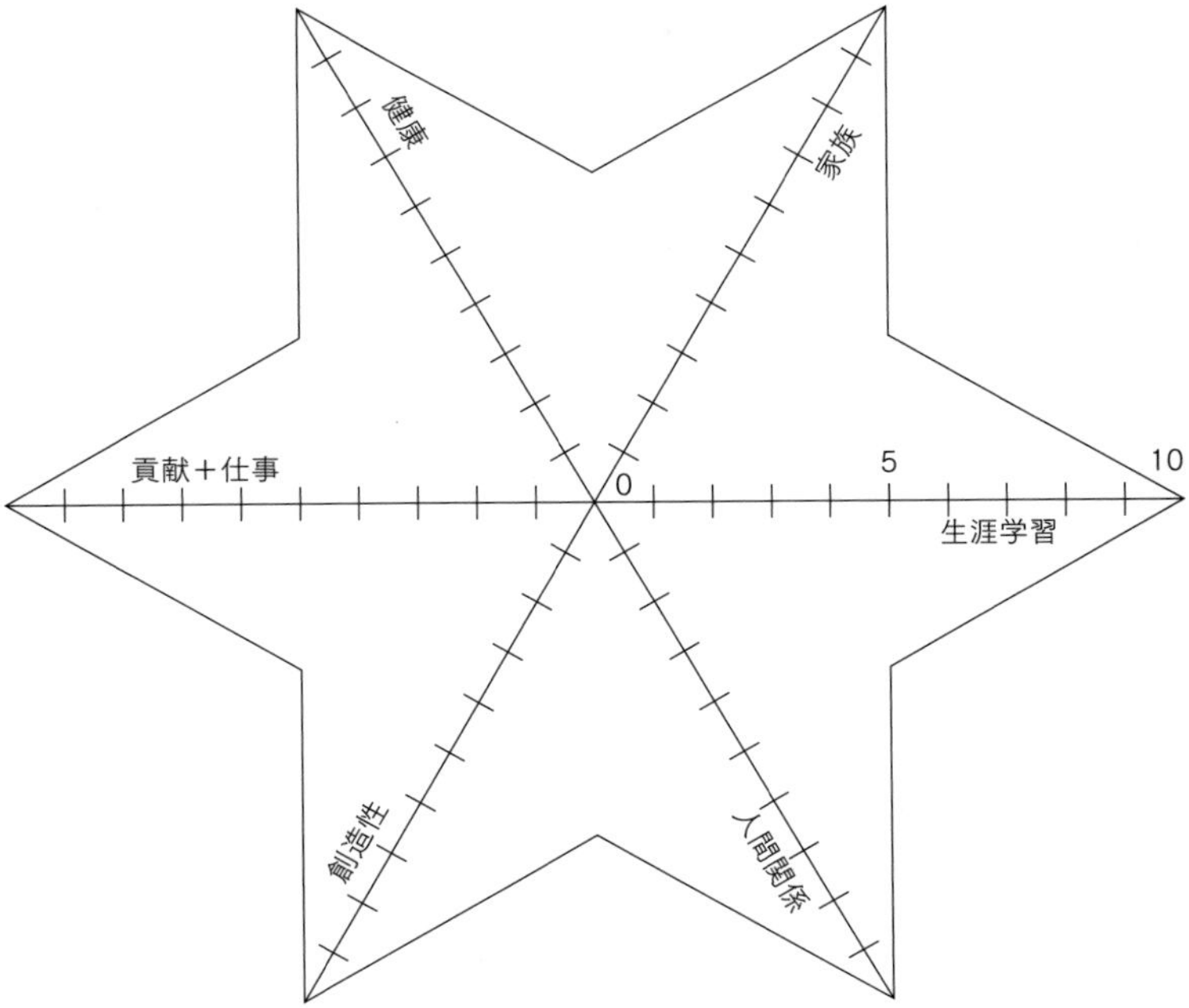
健康
家族
貢献＋仕事
0
5
10
生涯学習
創造性
人間関係

図13：価値観の星

いけない、と言うつもりはない。しかし、どの価値観が本当に自分のもので、どれが押し付けられたものかがわかれば、人生のある側面が充実感より疎外感をもたらす理由がわかるだろう。

試してみよう

価値観を定期的にチェックするもう一つの方法は、日記を書いたり、簡単な内省を行ったりすることだ。以下に内省の助けになる質問をいくつか挙げる。わたし自身、自己分析でもセラピーでも、これらの質問を活用している。

探究のための質問

1．これから歩む人生を遠い将来、振り返ったときに、困難に立ち向かった自分を誇りに思い、満足するには、日々の生活にどのように取り組むべきだろうか？　その人生の新しい章はどのようなものだろうか？　この問いに答えるときには、自分にはコントロールできない他の人々や出来事ではなく、自分の選択・行動・態度に着目しよう。どんな出来事が起きるかに関係なく、自分が人生にどのように取り組むかを考えよう。

2. 自分との関係、健康、人格の成長において何を大切にしたいか？　それらに関して、自分にとって重要なことは何か？

3. 人生で関わる人々にとってどのような存在でありたいか？　彼らとどのように関わり、彼らの人生にどのような貢献をしたいか？

4. 人生で関わる人々と一緒に過ごすとき、その人々にどのように感じてほしいか？　友人や家族の中で、何を表現したいか？

5. 一度きりの人生を生きる間に、どのような影響を及ぼしたいか？

6. 自分がどのように過ごしているかを誰にも知ってもらえなくても、今していることを続けるだろうか？

7. 今日あるいは今週、前進するために、どのような価値観に沿って選択・行動したいか？　たとえば、こんなふうに考えてみよう。「今日、わたしは、熱意／勇気／思いやり／好奇心という価値観に沿って、経験・選択・行動しよう。そのためには……」

まとめ

- いくつかの簡単なエクササイズによって、自らの価値観を明らかにすることができる。
- 価値観も、それに対する忠実さも、時とともに変わる可能性がある。したがって、定期的に価値観をチェックすることは有益だ。
- 価値観に沿って目標を設定すると、自ずと日々の目的が定まる。
- 人生に何が起きてほしいかではなく、人生に何が起きたとしても、自分がどのような人でありたいか、どのような貢献をしたいか、どのように人生に取り組みたいか、に着目しよう。

34

「自分を変えたい」と思ったら

自分にとって何が重要かを理解したものの、自分がその価値観に沿った生き方をしていないと悟ったら、何が起きるだろうか？　どうすればその方向へ進むことができるのだろう。「今こそ変化のときだ」と決意すると、壮大で革新的な目標を思いつきやすい。たとえば、価値観をチェックして、自分にとって最も重要なのは健康維持であることに気づき、運動を始めようと決意したとする。次の瞬間、目標を思いつく。それは、「マラソンを完走する」かもしれない。しかし、ただ目標を持つだけでは生活は変わらないし、変わったとしても、変化は持続しない。**わたしたちをその方向へ前進させるのは、日々繰り返す具体的な行動なのだ。**

目標がマラソンの完走であってもなくても、目標のために新たに始めたことから人生は変わり始める。ランニング・グループに参加し、徐々に距離を伸ばしていったりするだろう。

目標設定は、正しい方向へ向かう最初の一押しになる。もっとも、覚えておかなければならないのは、目標はひとたび達成されると、意味を失うことだ。価値観を見直し、最も重要な価値観に基づいて新たな方向へ向かうことを決意したのであれば、その方向に向かって前進し続けたいはずだ。しかし、多くの人はマラソンを完走するとランニングシューズを脱いでしまう。

価値観は時とともに変化し得るので、定期的にチェックすることが有益だ。また、そうすることは、日常生活の細部に注目する機会ももたらす。つまり、「今日、わたしはどんな人になりたいだろう？」、「その方向へ向かうために今日、何をしよう？」と自問する機会が得られるのだ。自問することで、アイデンティティが定まる。アイデンティティが「日々自分の健康を気遣う人」であれば、マラソンを完走しても、それで努力を止めたりはしないだろう。

この取り組みは二段構えだ。**まず、自分がどのような人になりたいかをじっくり考え、イメージをはっきりさせ、そのイメージを具体的で持続可能な行動に移す。**そうすれば、努力することに、より大きな意義を感じられるようになる。変わることは難しいが、変わろうとする理由をはっきりさせ、「なぜなら、これが今のわたしだからだ」というアイデンティティを堅持すると、自分の心や周囲の人々からの抵抗に遭っても、努力を続けることができる。**そうして新しい考え方や行動が定着すると、自分に対する信念が変わり始める。**やがて、真に、健康と運動を優先する人になる。そうなったのは、マラソンを完走するという当初の目標によってではなく、新たなライフスタイルを維持し続けたからだ。運動をするのは、目標があるからではなく、運動がアイデンティティの一部になったからだ。もはや当初のマラソンという目標は、ほとんど意味を持たなくなる。

結果を重視しすぎると、すぐに結果が出なかったり、途中で抵抗や壁にぶつかったりしたときに容易に諦めてしまう。最初に目標を設定したときには、気持ちが高まり、モチベーションに満ちているが、モチベーションはマッチの火のようなもので、すぐ燃え尽きてしまう。永続的な燃料源にはならないのだ。したがって、モチベーションに頼らず、過激でも急進的でもない小さな行動を日課にすれば、新たなアイデンティティが根づき、努力を継続できるだろう。

まとめ

- 「今こそ変化のときだ」と決意すると、壮大で革新的な目標を思いつきやすい。

- ただ目標を持つだけでは、生活は変わらないし、変わったとしてもその変化は持続しない。
- 自分がどのような人になりたいかをじっくりと考え、そのイメージを具体的で持続可能な行動に移すことで、努力することに意義を感じられるようになる。
- 意志をアイデンティティと結びつけることによって、当初の目標を達成した後も、新たな行動を継続できる。

35

人間関係の重要性とその改善方法

人間関係を抜きにして人生の意義を語ることはできない。人間関係は人間であることの本質なのだ。良好な人間関係は、幸せな人生を送るために欠かせず、財産、名声、社会的地位といった、わたしたちが努力して得ようとするすべてに勝る。人間関係とその健全さは、心身の健康と切り離せない。それどころかその核心なのだ。**健全な人間関係は、心身の健康を生涯にわたって守ってくれる**（Waldinger, 2015）。これは人生のパートナーや結婚相手だけでなく、すべての人間関係について言えることだ。友人、家族、子ども、コミュニティとの関係についてもである。さまざまな健康指標や生物学的指標の科学的データがそれを裏づけており、現実の人々の言葉にも表れている。死を目前にした人が後悔することのトップ5の一つは、「友人ともっと連絡を取ればよかった」なのだ（Ware, 2012）。

人間関係は、わたしたちがどのような人間で、どのように生きるかを定義し、人生の長さと幸福度に強く影響するが、どうすれば健全な人間関係を保つことができるかを知る人はいない。それに関してマニュアルはない。

わたしたちは生まれた瞬間から他の人とつながり、その経験から学び始める。両親、きょうだい、親戚、仲間などとの最初の関係から人間関係のテンプレートを作り上げていく。幼く脆弱で、人間関係を選択できず、そうでありながら自らの生存を周囲の人々に完全に頼っているときに、人間関係の基本を学ばなければならないのだ。

しかし、幼少期に身につけた人間関係を円滑にする行動パターンが、大人になってからは、ほとんど役に立たないこともある。

長く幸せな人生にとって人間関係が非常に重要であるなら、大人になってからも人間関係を改善する必要がある。どうすればそうできるだろう。

個人セラピーやカップルセラピーから得られる洞察はその助けになるだろう。認知分析療法（CAT）では、幼少期に身につけた人間関係のパターンと、それが大人になってからの人間関係にどう作用しているかを明らかにする。CATを受ければ、人間関係で自分が演じがちな役割と、行き詰まりに陥るサイクルを把握できる。

しかしCATなどのセラピーを利用できない場合に、人間関係をより深く理解し、改善するには、どうすればよいだろうか。

まず、大衆文化がわたしたちに信じ込ませている神話のいくつかを知っておく必要がある。

それらの神話は、親密な人との関係も、友人や家族との関係も、うまくいっていないという気分にさせる。

人間関係にまつわる5つの神話

・愛を育むのは簡単だ

自分にぴったりの人に出会えたら、その人と共に夕陽の中へ消えていき、すべては永遠にうまくいく、というような筋書きは現実にはあり得ない。この神話のせいでほとんどの人は、それとは大違いの自分の人間関係に不満を抱く。長続きする恋愛は、下流へゆったりと向かう穏やかな船旅などではない。わたしたちはオールを握り締め、行きたい場所へ行くために価値観に基づく選択と行動をしなければならない。しかもそうした懸命な努力を、ずっと続ける必要があるのだ。それを怠り、ただ流されていたら、行きたい場所にたどりつくことはできないだろう。

・意見は一致するべきだ

友人との関係では、意見が異なってもまったく問題はない。すべてのことについて二人の意見が常に同じでなくてもよいのだ。自分と友人は別人で、それぞれ独自の感性、経験、ニーズ、対処法を持っている。真に心を開いて他者とつながれば、生涯続く人間関係を育むために、許容し受け入れなければならない部分が見えてくるだろう。

•一心同体になろう

友人関係であれ、親密な関係であれ、離れて過ごす時間を楽しんでいい。一心同体である必要はない。それぞれ独立した唯一無二の個人であり、自分の個性を重んじても、関係にひびが入るわけではない。一心同体であるべき、という神話は、見捨てられることへの恐怖をあおり、そのせいで多くの人はパートナーや自分の成長を阻害している。人間関係が安定していると、より自由に独立心を養うことができ、相手の人生の別の側面に恐れを抱いたりしないはずだ。

•末長く幸せに

おとぎ話からハリウッド映画まで、物語はいつも新たな人間関係が始まったときに幕を下ろす。まるで、完璧なパートナーを見つけるまでが旅で、その先は永遠に幸せが続くかのように。しかし現実の人間関係の旅には、紆余曲折やでこぼこ道がつきものだ。どれほど堅牢な人間関係にも、落ち込んだり、気持ちが離れたり、意見が食い違ったりする日が訪れるだろう。どちらか、あるいは両方が、失敗や大きな喪失、病気や苦痛に直面する時期もある。

また、複雑な感情を抱いたり、以前のような情熱が感じられなくなったりもする。パートナーの望みや要求に困惑することもあれば、誤解して、パートナーを苦しませることもある。もし末長く幸せになるという神話を鵜呑みにしたら、どの人間関係にもでこぼこ道がつきものであることを理解しないまま、自分たちの関係はうまくいかないと思い込み、その関係を終わらせてしまう恐れがある。転んでひっくり返っても、立ち上がって仲直りすることはできるのだ。

・良好な人間関係とは、どんな犠牲を払っても一緒にいること

人間関係はわたしたちの健康と幸せに強い影響を与えるが、ただ人間関係を維持するだけでは不十分だ。人間関係を人生のプラスになるものにしたければ、その質を改善する以前に、付きあう相手を慎重かつ意識的に選ばなければならない。自分のことはすべて自分に責任があるが、他人に変化を強いることはできない。自らの体や精神に害を及ぼすような関係には終止符を打とう。必要なときは、人間関係に危険を感じる人を支援するサービスを利用しよう。

人間関係を改善する根本的な考え方

自分を大切にする人は人間関係を大切にし、人間関係を大切にする人は自分を大切にする。したがって、本書で紹介した自分をケアするためのツールは、人間関係においてなりたい自分になるために役立つだろう。

人間関係を改善するというのは、相手に何かをさせたり、自分が望む通りに相手を変えたりすることではない。カップルセラピーではパートナーと共に関係改善に取り組むが、それは一人でもできる。**そのためにはまず自らのニーズと、自分が陥りがちなパターンやサイクルを理解する必要がある。**自分のことをよく理解し、人生で出会う人々との新たなコミュニケーションやつながり方を実践すれば、人間関係に真の変化が起きる。自分はどのような人になりたいか、人生で巡りあう人々にとってどのような人でありたいか、人間関係の中でどうすれば自他の境界を保ち、自分を育てていくことができるかをよく知っておくと、それが羅針盤《コンパス》のような役割を果たす。複雑な人間関係の中で、道に迷ったり混乱したりしたときに、向かうべき方向を知るために他者を見る必要はない。自分に戻ればよいのだ。自分が描こうとしている大きな絵から一歩下がって、現在の選択がその絵にどのようにフィットするかを見定めよう。

自分の愛着スタイルを理解する

愛着のスタイルは、人生の早い時期に形成される。それは選択によるものではない。脳は安全を保つために、世話してくれる人に愛着を持つようにできているのだ。そのため、子どもは皆、親との親密さを求め、必要なときに安全と心地よさを求めて親のところへ行き、その関係を利用して安全な基盤を築いていく。そうした基盤があれば、安心して世界を探検し、新たな人間関係を築くこともできる。しかし、さまざまな事情から、親が一貫したつながりや安心感を与えられない場合、子どもは安心して愛着を育むことができない。そうした内面の不安定さが大人になってからの人間関係に影響する可能性がある(Siegel & Hartzell, 2004)。

愛着のスタイルは、人間関係に何を期待し、どう振る舞うべきかという概念を築くためのテンプレートなので、大人になってからも他者との関わり方に影響する。個々人の愛着スタイルは、生涯不変のルールではないが、それを知ることは、他者との関わりにおいて自分がなぜ行き詰まるのかを理解するのに役立つ。脳は適応力があるので、わたしたちがそれらのパターンを理解し、それとは違う行動を意識的に選択するようになれば、やがて新たな行動のパターンが定着するだろう。

不安型愛着

不安型愛着スタイルは、自分が愛されていることや、見捨てられないことを頻繁に再確認するという形で現れやすい。不安型愛着スタイルの人は、安心感を得られない環境で育った可能性が高い。保護者が戻ってこなかったり、一貫した愛情を得られなかったり、ニーズや要求がしばしば満たされなかったりしたのかもしれない。

不安型愛着は、人を喜ばせようとする行動に現れる場合がある。自分のニーズを表現しにくい、争いや対立を避ける、自分にとって不利益でもパートナーのニーズを優先する、といった行動だ。

見捨てられないことに執着すると、それが自己成就的予言になることがある。とりわけパートナーが回避型愛着スタイルの人だった場合、執拗に安心を要求されると、パートナーは支配されるように感じ、争いの種になりかねない。不安型の人は、パートナーが常に安心感を与えてくれないと憤りを感じるが、衝突を恐れて自分の要求を口に出せないこともある。

解決策は、絶えず安心を与えることでも、その要求を否定し、消えるのを待つことでもない。不安型愛着の人は、自己肯定感を高め、自分をなだめることを学ぶことで、パートナーに頼ることなく安心感を得られるようになる。パートナーの方は、求められる前に、より一貫したつながりを提供することで、相手を助けることができる。このように個人でもカップルでも取り組めることがある。

▒回避型愛着

回避型愛着スタイルは、不安型愛着スタイルとほぼ逆の形で現れる。回避型愛着スタイルの人は、つながりたいという人間的欲求があるのに、他者と親密になることに恐れと不安を感じ、孤立している方が安全だと感じる。人間関係を維持するために必要最低限のことはするが、そうしたつながりに不快感、無防備さ、恐れを感じ、親密さや対立をシャットアウトしたい、回避したい、という衝動に駆られる。

これらの行動はしばしば、愛情や思いやりの欠如と誤解されるが、かつてはその人にとって理にかなう行動だったと考えられる。回避型愛着スタイルの人は、子どもの頃、物理的に、あるいは精神的に親とつながることができず、要求を満たしてもらえなかった可能性がある。頼ろうとしても拒否されたり、無視されたりしたのかもしれない。

回避型愛着スタイルの人はつながりを望んでいない、あるいは必要としていない、というのは誤解で、彼らも他の人と同じ人間だが、幼い頃に築いたガードを解除するのに苦労しているうちに、深いつながりを持つ機会を逃しているのだ。不安型愛着の人は、自己肯定感の弱さを乗り越えなければならないが、回避型愛着の人は、オープンで親密なつながりに対する脆弱さを乗り越える必要がある。パートナーは、回避型の人がなぜ親密さに不安や不快さを感じるのかを理解し寄り添うことで、徐々に親密さを育むことができるだろう。

安定型愛着

親が子どもの精神的・身体的要求に確実に応えることができると、子どもは自分が感じていることが相手に伝わり、応えてもらえることを次第に理解する。子どもは安心して要求を表現し、要求を満たすために新たな世界に入っていく。そうなったら子育ては成功だ、というわけではないが、親を十分信頼することができたので、子どもは安全な基盤を築くことができた。間違いがあっても修復され、信頼は続く。

安定型の子どもでも、泣く前にすべての要求が満たされるわけでも、常に幸せでいられるわけでもないが、十分な安心感があるので、親の姿が見えなくなって動揺したとしても、親への信頼を失ったりしない。大人になってからも親密さを好み、自分の要求や感情を表現できると感じながらも、ある程度の自立性を維持できる。

安定型愛着は、大人になってから健全な人間関係を築くための堅牢な土台になるが、理想的な人間関係の選択や行動を保証するものではない。安定型愛着スタイルの人が、異なる愛着スタイルの人とうまくやっていくには、相手の幼少期の経験が自分とは異なることを理解し、思いやりをもって接することが欠かせない。

無秩序型愛着

親の感情が不安定だったり、子どもをネグレクトしたり虐待したりした場合、無秩序型愛着を導く可能性がある。それは幼い頃には、親への抵抗や回避として表出するかもしれない。さまざまな経験が混在するため、子どもは混乱し、方向性を見失うからだ。保護してほしい相手が、怖くて危険な存在であったりもする。大人になってからは、無秩序型愛着スタイルは感情のコントロールの難しさ、ストレスに反応しての解離症状、見捨てられることへの強い恐怖、人間関係の難しさとして現れる可能性がある。

他の愛着スタイルと同じように、これもサポートによって改善できる。親密さとつながりの脆弱さをコントロールしつつ、離れることへの恐怖心を解消していくために、できることはあるはずだ。

幼少期の経験が、大人になってからの人間関係で自分をどう表現するかに強く影響することもあるが、それは一生続くわけではない。自分自身と身近な人々について知ることは、良好な人間関係を築くために欠かせない。自分の人間関係のパターンについて理解を深めると同時に、自分と関わりのある人々のそれについても深く理解することは、人間関係を改善するための大きな一歩になる。他者の行動を自己流に解釈するのではなく、その背景を理解し、意識的な選択をするようにすれば、親密で信頼できる関係を築き、互いの人生をより豊かにできるだろう。

では、これを行動に移すにはどうすればよいだろう？　人間関係を改善するために、今日、わたしたちには何ができるだろう？　ほとんどのことがそうであるように、即効性のある解決策はない。長続きする何かをつくり出すことは、一度、大きな行動を起こせば、すべてがうまくいくというものではない。**肝心なのは、一見小さく思える日々の選択を、意識的かつ意図的に行うことだ。**そうすれば、自分の価値観に向かって着実に一歩ずつ進んでいくことができる。さらに言えば、確実に日々の行動を受動的ではなく能動的なものにするには、時々一歩下がって、自分が正しい方向へ向かっているかどうか、よく考えてみる必要がある。

人間関係の研究者ジョン・ゴッドマンは、人間関係における満足度を決定する主要因（70％）は、男女ともに友情の質だと指摘する（Gottman & Silver, 1999）。したがって、友情の輪をどう広げるかに焦点を当て、良い友人になるために必要なことに取り組むのが得策だ。

良質の友情を築こうとするときには、定期的に一緒に楽しく過ごし、互いへの思いやりと敬意を保ち、互いについて詳しく知ろうとし、日々の生活の中で感謝や思いやりを伝える方法を見つけようとするだろう。人生が、親密さや友情を深める経験で満たされているほど、ストレスの多いライフイベントや不和や喪失といった、人生に付きものの障害に対する防御は強固になる。友人と協力しあい、互いへの深い敬意と感謝の念を抱いていれば、人生の浮き沈みの波を、より容易に乗り越えられるだろう。

有意義で長続きする関係の築き方

本書では、感情の麻痺と回避の危険性について多く述べてきた。相手が恋人であれ、友人、あるいは家族であれ、人間関係は本質的に感情を伴い、人間どうしの交流は必ず互いの感情に影響を与える。愛する人の一言で夢心地になることもあれば、ひどく落ち込むこともある。したがって、感情が高ぶっているときに相手と距離を置こうとするのは筋が通っている。しかし、互いに向きあうことが、深い信頼関係を築くための基盤になることを、カップル療法のセラピストや研究文献は示している（Gottman & Silver, 1999）。

自分自身や自分の感情、愛する人とのつながりを断つことは、人間関係とメンタルヘルスにマイナスの影響を及ぼす（Hari, 2018）。だが、わたしたちは難しい人間関係からの逃避を誘惑するものに囲まれている。感覚や思考が麻痺するほどソーシャルメディアを延々とスクロールしたり、仕事に没頭したりする。あるいは人間関係に背を向け、世間からの評価を高めることに没頭し、完璧で裕福な人だと思われるように努力する。こうしたことはすべて、人間関係をうまく機能させるために真に必要とされるものではない。

では、人間関係をうまく機能させるものは何だろう？　有意義で長続きする関係を築く方法について、専門家の考えを紹介する。

•自己認識

人間関係が難しいのは、他者の要求や考えや感情を常に把握できるわけではないからだ。しかし、自分のそれらは把握できる。人間関係を改善したければ、まず自分を改善することから始めよう。もっともその作業においては、自分を責めたり攻撃したりするのではなく、好奇心と思いやりを持とう。行き詰まりを感じるサイクルと、何が自分をその状態に導いたのかを理解しよう。そうすれば、そのサイクルを断つための地固めができる。相手が自分と同じように内省するとは限らないが、自分の行動を変えれば、相手の反応も違ってくる可能性がある。これは自分を変え、同時に、相手が変わることを期待するという意味ではない。その関係において、自分はどうありたいか、どのように行動したいか、何を望んでいるか、自他の境界線はどこか、なぜそうなのかに焦点を当てるのだ。

•感情的な反応

人間関係にトラブルが生じたときに強い感情が湧き上がってくることには、もっともな理由がある。脳の仕事はわたしたちの生存を助けることであり、最優先事項は、安全な感情的つながりを保つことなのだ。したがって、そのつながりが危うくなると、わたしたちは叫んだり、金切り声をあげたり、泣いたり、引きこもったり、黙り込んだりする。そうやって「あなたはわたしのためにそこにいてくれる？　あなたがそこにいてくれるほど、わたしは大切？　わたしがあなたを一番必要とするとき、何をしてくれる？」と相手に尋ねているのだ。

前述した愛着スタイルの違いは、この問いの仕方の違いである。脳は、つながりを失いかけていることを察知すると、「闘争か逃走か」の警報を鳴らし、再び安全を感じるために、できることは何でもしようとする。攻撃的になる人もいれば、後ずさりしたり、隠れたり、感情のシャッターを下ろして他者の介入を拒んだりする人もいる。そうやってひとたび攻撃や退却のサイクルに入ると、そもそも人間関係の断絶が苦痛をもたらしているのに、関係修復はほぼ不可能だと思ってしまう。

臨床心理学の教授で、感情焦点化カップル療法の専門家であるスー・ジョンソンは、著書『私をギュッと抱きしめて』において、わたしたちは再びつながらなければ、孤立と距離を感じ続ける、と述べている。「元に戻る唯一の方法は、相手の感情に近づき、相手を安心させることだ。パートナーの一方が、相手の感情に訴えようとして非難したり攻撃したりすると、もう一人はそれを、この関係は失敗だというメッセージとして解釈し、態度を硬化させたり、いっそう後退したりする」とジョンソンは指摘する。パートナーの「つながり」と「愛着」への要求を理解することで、この状況を改善できる。これは言うのは簡単だが、行うのは難しい。感情に圧倒されているときはなおさらだ。自分をなだめ、不安をコントロールしながら、相手の愛着要求のサインに気を配り、優しさと思いやりをもって応え、相手が大切な存在であることを伝えなければならないのだから。重要なのは、相手から離れるのではなく、親密に寄り添い、配慮し続けることだ (Johnson, 2008)。

・敬意ある不平

ほとんどの人は、受け入れて糧にできるフィードバックと、自分を恥のスパイラルに陥らせるフィードバックの違いを知っている。互いを責め続けても、どちらも勝者にはなれない。健全な人間関係を築くには、相手を喜ばすために自分の要求を手放すのではなく、自分が不満や問題を抱えているときに受けたいと思う気遣いを示すことが求められる。

健全な関係にも争いは生じる。そのようなときは亀裂を注意深く修復しなければならない。争いの具体的な内容が何であれ、自分も相手も、愛と帰属意識と受容への欲求を持ち続けている。クライアントの内省と変化を支えるセラピーの基本は、クライアントのすべてを受容し、判断せず、無条件に肯定することだ。人は、攻撃されている、見捨てられている、恥をかかされている、評価されていない、と感じると、どれが最善の道なのか、明確に判断できなくなる。なぜなら脳がサバイバル・モードに陥るからだ。したがって、難しい対話をするときには、苛立ちにまかせて批判や軽蔑の言葉を浴びせるのではなく、事前に心の準備を整え、その対話にどのように臨むかをよく考えておいたほうがうまくいきやすい。人格を攻撃するのではなく、具体的な行動に焦点を当て、慎重に言葉を選ぶようにすると、どちらも冷静でいられる。そのうえで自分の気持ちや要求をはっきり伝えると、推測ゲームに陥らずにすむ。だが同時に相手の立場に立ち、感謝や敬意を維持することも大切だ。もちろん、いずれも容易なことではなく、特に感情が高ぶっているときには難しいので、常に自分の価値観に立ち戻り、自分がなりたいと思うパートナーのイメージを念頭に置くことが大切だ。

●関係の修復

関係を修復するときに優先すべきは、再びつながりを持つことだ。これには、各自のどのような行為が関係を悪化させたのかを知ったうえで、双方が妥協し調整することが求められる。つながりを修復するには、つながりをつくる材料が必要とされる。それは、受容、思いやり、愛、感謝である。感情が高ぶっているときにそれらにアクセスするのはほぼ不可能なので、すぐそうする必要はない。ダメージを最小限にするには、一歩引いて気分を落ち着かせ、少し時間を置いてから、より巧みな方法でアプローチし直そう。これらのことは理想論のように聞こえるだろうし、常にうまくいくわけではない。古い習慣を破るのはかなり難しいものだ。しかし、人間関係においては、完璧主義を目指さなくていい。時には、間違えることもあるだろう。大切なのは、粘り強く努力することだ。うまくいかなくなったら、一歩下がって、問題を見直し、関係修復のためにベストを尽くそう。これを何度も繰り返せば、やがてそれが習慣になるだろう。

・感謝に目を向ける

先の章では、感謝の気持ちにスポットライトを当てることの大切さについて述べた。慌ただしい日常生活では、パートナーに向上や変化を望む気持ちや、パートナーに対する苛立ちにスポットライトを当てがちだ。そうではなく、パートナーに対する称賛や感謝に意識的にスポットライトを当てるようにすれば、自らの感情とパートナーに対する行動を、比較的容易に変えることができるだろう。

・意味と価値観を共有する

誰かと人生を共に過ごすことを選択すると、価値観を確認したり、一歩下がって全体像を眺めたりすることは、自分だけの問題ではなくなる。人生の試練に耐え得る関係を築くには、互いの価値観の重なる部分を見つけ、異なる部分を尊重することが欠かせない。これは互いがどのような配慮やコミュニケーションやサポートを求めているかを知ることから始まるだろう。自分の目標と、パートナーと歩む人生における夢の両方について考えることにもつながるだろう。人間関係や家族関係には、双方にとって重要なものもあれば、一方にとってだけ重要で、相手がそれに合わせることもある。たとえば、気が進まなくてもパートナーの親族の集まりに参加するのは、その集まりがパートナーにとって重要だと知っているからだ。先の章で述べた通り、自分にとって一番大切なことをはっきりさせておくと、進むべき道がわからなくなったときに、それが羅針盤やガイドになる。パートナーとの関係においては、相手にとって何が一番大切かを時間をかけて理解することが、つながりを深め、互いが成長し活躍できる関係を築くために役立つ。

ツール

どのようなパートナーになりたいかを明確にする質問

次の質問は、パートナーと共有する価値観を確かめる助けになる。これらは、どのような人間関係にも利用できる。他者に変化を強いることはできないので、自分が一人でできることを理解し、見極めることに焦点を当てよう。

- 本節で挙げた愛着スタイルのうち、どれに共感したか？
- 自分の人間関係において、それはどのような形で現われているか？
- パートナーが幼少期に身につけた人間関係のパターンに対して、どのような思いやりを示せるか？　また、自分の未来に対して、どのように責任を持つことができるか？
- パートナーや二人の関係のどの側面に、感謝しているか？
- 二人の関係においてどのようなパートナーになりたいか？
- どのような小さな変化を起こせば、その方向へ進む助けになるだろうか？

まとめ

- 幸せな人生を送るには、何より人間関係が大切であり、努力の先にあるとされる富、名声、階級といったあらゆることにそれは勝る。
- 人間関係と、それにどれだけ幸せを感じられるかは、心身の健康と結びついている。それらは問題の核心に存在する。

- 自己を磨くと人間関係は向上し、人間関係を磨くと自己は向上する。
- 幼少期の愛着スタイルは、大人になってからの人間関係にしばしば反映する。

36

いつ専門家の助けを求めるべきか？

〝親愛なるジュリー先生、
先生の動画を見ました。それがきっかけになってセラピーを受け始めました。これまでのところ、本当にうまくいっていて、物事がよい方向に進んでいます。
ありがとうございました。〟

なぜメンタルヘルスについて話すことが重要なのかわからない、と言う人がいたら、ここに一つの理由がある。オンラインでメンタルヘルスの教育プログラムを提供し始めた年、わたしはここに挙げたようなメッセージを数え切れないほど受け取った。それぞれ表現もストーリーも違っていたが、メッセージの内容は同じだった。わたしに限ったことではない。ネット上でメンタルヘルスやセラピーについて語っている人が大勢いる。メンタルヘルスのケアは個人レベルでできることなのだ。

メンタルヘルスがぐらつくと、意思決定して行動を起こすのが難しくなり、必要な助けを求めるのが、より困難になる。だが、どの段階で専門家に診てもらうべきかを示すルールはない。

「メンタルヘルスの専門家の助けをいつ求めるべきでしょう」と、わたしはよく尋ねられる。答えは、簡単に言えば「メンタルヘルスに不安を感じたときはいつでも」である。

多くの人にとって、メンタルヘルスの専門家による支援を受けるのは、容易なことではない。文化的タブーや料金の高さから、そうしたサービスや機関が少ないことまで、さまざまな現実的なハードルが、有益なサービスを多くの人が受けることを阻んでいる。それらのハードルのひとつひとつを解消することは、社会が取り組むべき大きな課題だ。個人レベルで言えば、メンタルヘルスに少しでも不安を感じていて、幸いにもサービスを利用する機会に恵まれているのであれば、その一歩を踏み出すことで、人生が変わるかもしれない。ただ専門家を訪ね、話を始めるだけで、選択肢を広げることができるのだ。

セラピーについて相談に来られた方からよく聞くのは「自分はまだセラピーを受けるほどではない」という言葉だ。セラピーを受けるのはもっとひどい状態の人だと彼らは考えている。そのため、限界が来るまで一歩を踏み出そうとしない。しかしその頃には、登ろうとしていた丘は山になっている。死ぬ間際まで助けを求めないというのは、心身の健康を維持するには良い戦略ではない。実際、あなたよりひどい状態の人は常にいるだろうが、そうなる前に専門家の助けを利用すれば、メンタルヘルスはその恩恵を受け、今のあなたには想像が及ばないほど、人生が好転するかもしれない。信じてほしい。わたしはそれが実際に起きるのを見てきた。人々が絶望の底から自らを引き上げ、あるいは崖っぷちから後ずさりして、人生を好転させるのを見てきたのだ。それは実際に起きているし、あなたにも起こり得る。一日や一週間ではそうはならないが、何日も何週間もかけて、ご自分の健康と、築きたい人生のために、真剣に取り組もう。

専門家の支援を得る方法がない場合は、いっそう人とのつながりが重要になる。インターネットによって多くの教育リソースの利用が可能になり、メンタルヘルスについて世界規模の対話も始まった。メンタルの問題を抱える人は、かつては孤独に闘っていたが、今ではメンタルの不調は体の不調と同じく人間にとって正常な現象であることを理解し始めている。回復、治癒、成長の物語が語られるようになった。希望の種がまかれている。メンタルヘルスはコントロールできないわけではないというメッセージが聞こえ始めている。わたしたちは襲ってくる感情の言いなりにはならない。自分の健康に責任を持つために、学べること、変えられることがある。そのためには、利用できるものからできるだけ多くを学び、いろいろ試し、失敗したらもう一度挑戦し、少しずつ知識を増やし、さらに学び続けることが大切だ。

理想的な世界では、効果的なセラピーを、必要とする人が必要なときに利用できるだろう。しかし現実の世界はそれほど理想的ではない。だから、もし専門家のサービスを利用できないのであれば、あらゆる機会を利用して学び、信頼できる人々と共有しよう。人と人とのつながりと教育は、メンタルヘルスを大きく向上させるのに役立つはずだ。

まとめ

- メンタルヘルスのサポートを受けるのに最適なタイミングは、メンタルヘルスに不安を感じたときだ。
- どの程度の支援が必要なのかわからない場合は、専門家に相談しよう。
- 理想的な世界では、効果的なセラピーを、必要とする人が必要なときに利用できるだろう。しかし、現実の世界は、それほど理想的ではない。
- 専門家のサービスを利用できない場合は、あらゆる機会を利用してメンタルヘルスの回復について学び、信頼できる人々にサポートしてもらおう。

謝辞

　本書に命を吹き込むのを手伝ってくれた多くの素晴らしい人々に感謝を捧げたい。まず、夫のマシューは、このワイルドな旅が求めるすべての役割を進んで引き受けてくれた。研究者にしてクリエイティブ・ディレクターであり、映像作家、アイデアマン、編集者、ビジネスパートナー、アドバイザー、家庭学習の先生、友人、ファン、批評家、ありとあらゆる役割を担ってくれた。わたしが自分を信じられないときでさえ、常にわたしを信じてくれた。

　わたしの可愛い子どもたち、シエナ、ルーク、レオン、よく我慢してくれてありがとう。執筆中はあなたたちに会えなくて、とても寂しかった。この仕事に携わったことが、あなたたちの夢の実現に貢献することを願っている。あなたたち一人一人は、わたしのこれまでのどの業績より大切で、これまでに成し遂げたどの仕事よりも誇らしい。

　わたしが執筆するときにはいつも、期待をはるかに超える温かさで、子どもたちを素晴らしい家庭に迎え入れてくれた両親に感謝している。わたしのこれまでの業績はすべて、両親が懸命に働き、自分たちが手に入れられなかった機会をわたしに与えてくれたおかげだ。いつも協力し励ましてくれた両親、パットとデヴィッドに感謝している。

フランチェスカ・スクランブラーは重要な決断を下し、わたしに懸けてくれた。また、著作権エージェントのアビゲイル・バーグストロムは、最初からわたしをやる気にさせてくれた。共に働けたことを光栄に思う。

マネージャーのザラ・マードックは素晴らしいガイドで、良き相談相手で、万能のスーパーヒーローだった。グレイス・ニコルソンはドリームチームを結成し、すべての実現を手助けしてくれた。

編集者のアイオン・ワルダーは、忍耐と温かさをもって、わたしの文章を誇れる書籍にする手助けをしてくれた。ダニエル・バンヤードはわたしの提案に何かを見出し、ペンギン・ブックスで共に仕事をするきっかけを作ってくれた。また、エリー・ヒューズ、クレア・パーカー、ルーシー・ホール、ヴィッキー・フォシュー、ポーラ・フラナガン、アギー・ラッセル、リリー・モトリー、ベス・オラファティ、ニック・ロウンズ、エマ・ヘンダーソン、ジエーン・カービーに、ペンギン・ブックスの裏方での尽力に感謝している。

アマンダ・ハーディとジェシカ・メイソンは終始、応援してくれた。わたしがひどく疲れて愚痴を言いたくなったときには、決めつけることなく話を聞いてくれた。ジャッキーは、わたしの目を見つめながら、わたしがそう言ってほしいときにすぐ「あなたならできる」と言い、何もかも完璧にしなくても、すべてはうまくいくと確信させてくれた。

長年の、わたしのクライアントに感謝している。皆さんからは、わたしが教えるより多くのことを学んだ。皆さんの旅を共に歩いてきたことを光栄に思う。

そして、ソーシャルメディアのわたしのアカウントをフォローするすべての人に感謝している。わたしたちは思いやりと刺激に満ちたコミュニティを築いている。本書が、皆さんが人生に立ち向かう助けになり、皆さんが必要とするツールを少しでも多く提供できることを願っている。

エビデンスに基づいた心理療法の発展に尽力した偉大な人々と、大勢の人々に恩恵をもたらしているその業績に、心からの賛辞を送りたい。もしわたしの解釈に誤解や欠落があったら、ご容赦いただきたい。

わたしのインスタグラム（@DrJulie）には、本書のテーマに関する自作の動画を掲載している。

巻末特典：ツールボックス

以下は、本書で紹介したツールの白紙バージョンだ。自分で、空欄を埋めてみよう。

クロスセクション分析（気分が良くないとき）

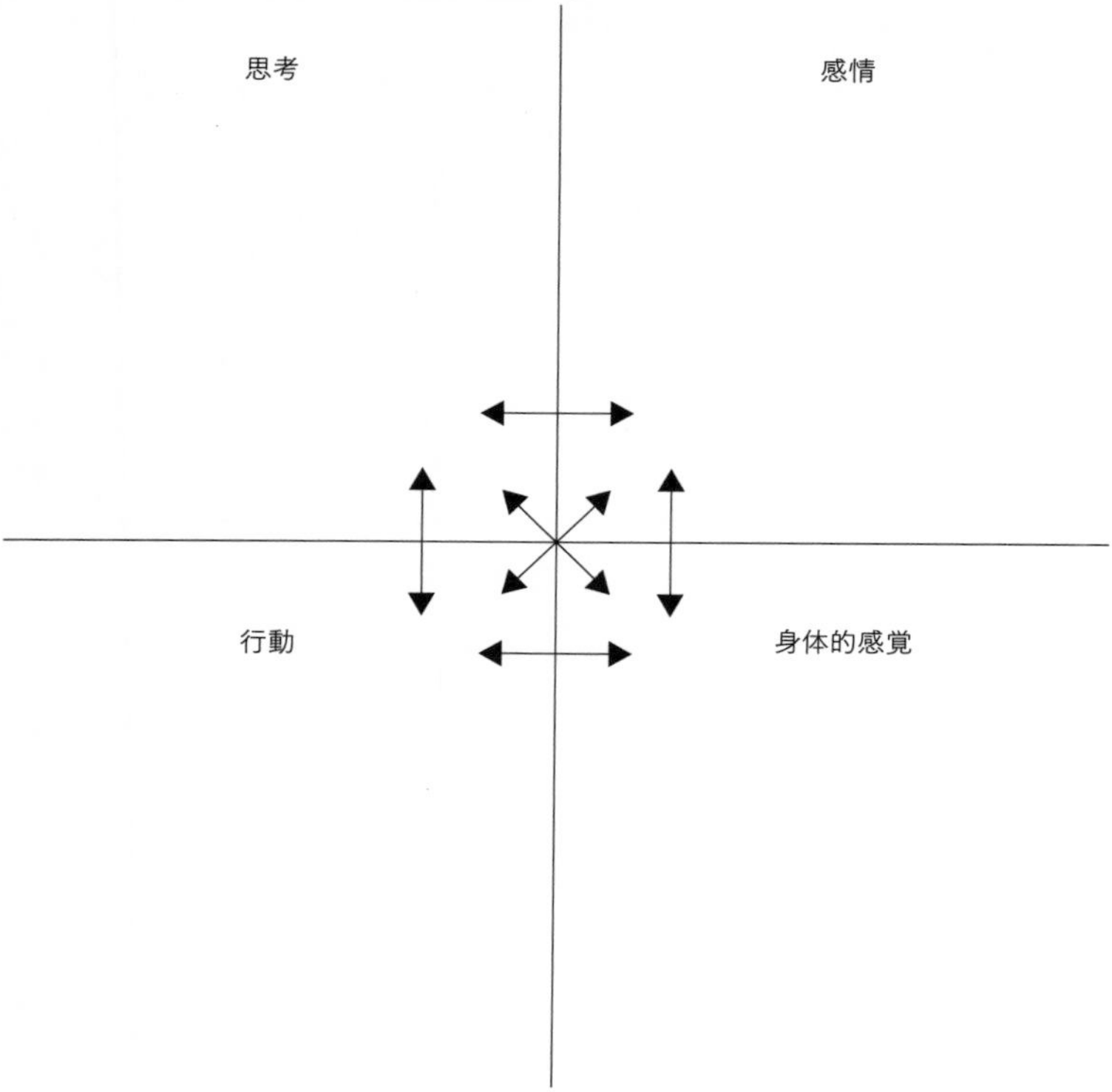

気分が落ち込んでいるときの状態について、空欄に記入しよう（63ページ、図5を参照）。

クロスセクション分析（気分が良いとき）

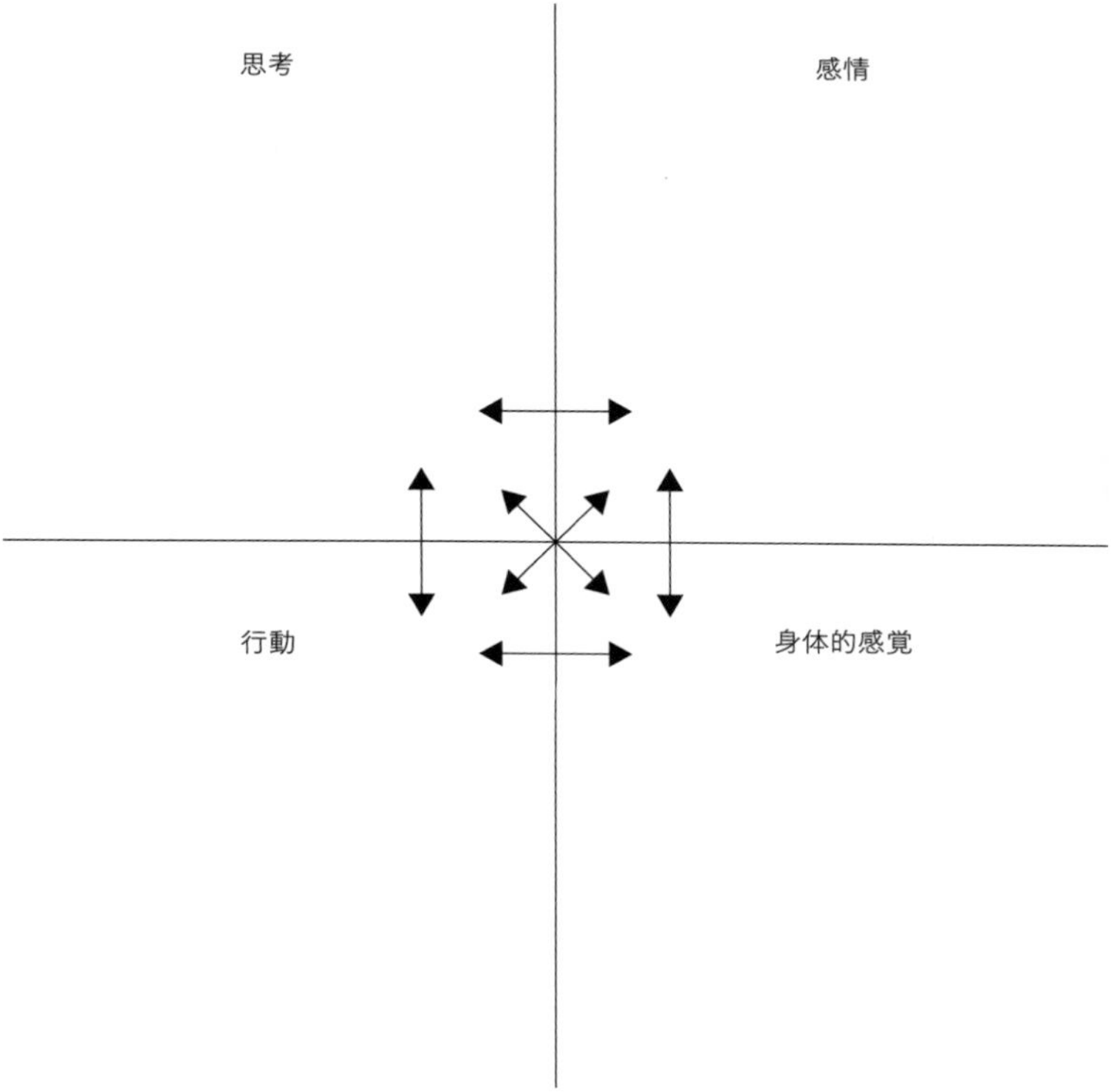

気分が良くなったときの状態について、空欄に記入しよう（65ページ、図6を参照）。

人生の領域

以下の空欄に、自分にとって重要な人生の領域を書き込もう（310ページ、図11を参照）。

価値観・目標・行動

以下の未記入のチャートを使って、自分の価値観を、目標と日々の行動に反映させるのに役立てよう（311ページ、図12を参照）。

価値観	目標	日々の行動

価値観	目標	日々の行動

価値観の星

以下は、未記入の価値観の星だ。313ページの図13を参考にして記入してみよう。

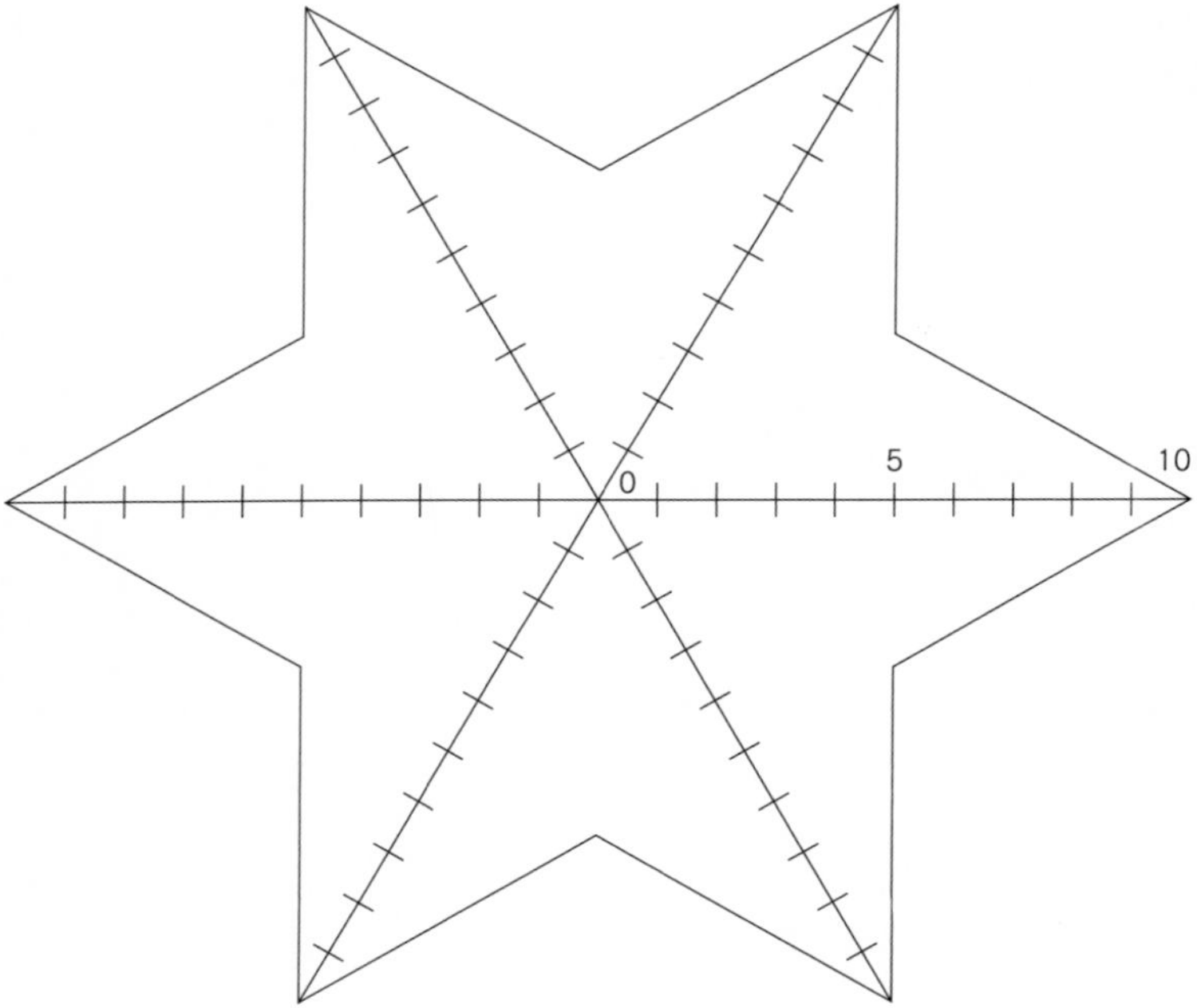

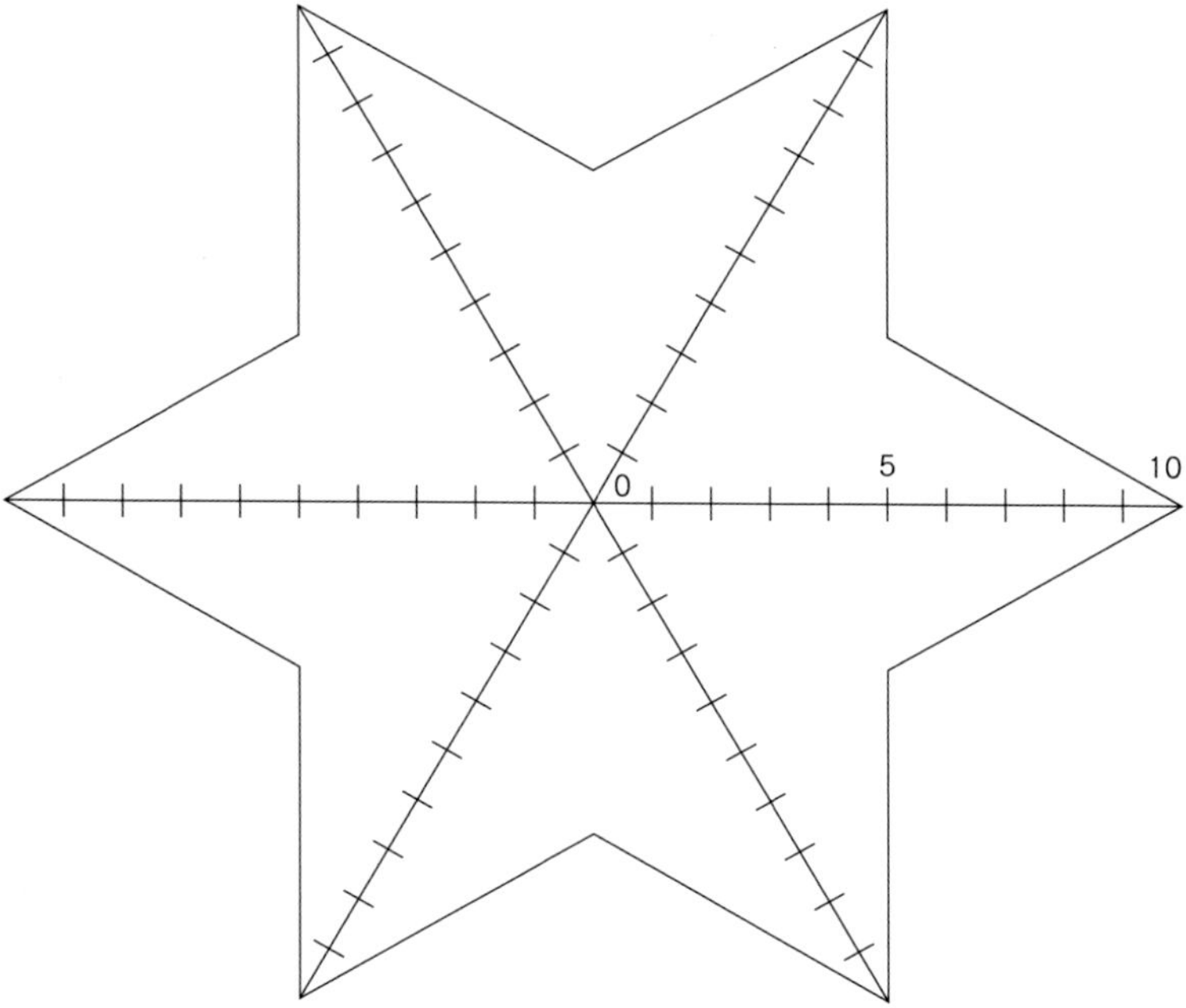
0
5
10

情報源

本書は、あなたのためのツールキットだ。あなたのメンタルヘルスとウェルビーイングを改善・強化するために利用できる。自分にとって特に役立つツールやアプローチについて、もっと詳しく知りたい方は、以下の自己啓発本や参考文献を参照していただきたい。

Isabel Clarke, *How to Deal with Anger: A 5-step CBT-based Plan for Managing Anger and Frustration*, London: Hodder & Stoughton, 2016.

Paul Gilbert, *Overcoming Depression: A self-help guide using Cognitive Behavioural Techniques*, London: Robinson, 1997.

John Gottman & Nan Silver, *The Seven Principles for Making Marriage Work*, London: Orion, 1999.

Alex Korb, *The Upward Spiral: Using neuroscience to reverse the course of depression, one small change at a time*, Oakland, CA: New Harbinger, 2015.

Professor Felice Jacka, *Brain Changer: How diet can save your mental health*, London: Yellow Kite, 2019.

Dr Sue Johnson, *Hold Me Tight*, London: Piatkus, 2008.

Helen Kennerley, *Overcoming Anxiety: A self-help guide using Cognitive Behavioural Techniques*, London: Robinson, 2014.

Kristin Neff & Christopher Germer, *The Mindful Self-Compassion Workbook*, New York: Guilford Press, 2018.

Joe Oliver, Jon Hill & Eric Morris, *ACTivate Your Life: Using Acceptance and Mindfulness to Build a Life that is RIch, Fulfilling and Fun*, London: Robinson, 2015.

Julia Samuel, *Grief Works*, London: Penguin Life, 2017.

Michaela Thomas, *The Lasting Connection: Developing Love and Compassion for Yourself and Your Partner*, London: Robinson, 2021.

Fletcher, E. (2019), *Stress Less, Accomplish More*, London: William Morrow.
Gottman, J. M., & Silver, N. (1999), *The Seven Principles for Making Marriage Work*, London: Orion.
Hari, J. (2018), *Lost Connections*, London: Bloomsbury.
Johnson, S. (2008), *Hold Me Tight*. London: Piatkus.
Sapolsky, R. (2017), *Behave. The Biology of Humans at Our Best and Worst*, London: Vintage.
Siegel, D. J., & Hartzell, M. (2004), *Parenting from the Inside Out: How a deeper self-understanding can help you raise children who thrive*, New York: Tarcher Perigee.
Thomas, M. (2021), *The Lasting Connection*, London: Robinson.
Waldinger, R. (2015), *What makes a good life? Lessons from the longest study on happiness*, TEDx Beacon Street. https://www.ted.com/talks/robert_waldinger_what_makes_a_good_life_lessons_from_the_longest_study_on_happiness/ transcript?rid=J7CiE5vP5I5t
Ware, B. (2012), *The Top Five Regrets of the Dying*, London: Hay House.

図版（オリジナルをベースにしたアレンジ版）

図1　Clarke, I., & Wilson, H. (2009), *Cognitive Behaviour Therapy for Acute Inpatient Mental Health Units: Working with Clients, Staff and the Milieu*, Abingdon: Routledge.
図2　Greenberger, D., & Padesky, C. A. (2016), *Mind Over Mood*, 2nd Edition, New York: Guilford Press.
図3　Clarke, I., & Wilson, H. (2009), *Cognitive Behaviour Therapy for Acute Inpatient Mental Health Units*, Sussex: Routledge.

Kristensen, T. S., Biarritz, M., Villadsen, E., & Christensen, K. B. (2005), 'The Copenhagen Burnout Inventory: A new tool for the assessment of burnout', *Work & Stress, 19* (3), 192–207.
Kumari, M., Shipley, M., Stafford, M., & Kivimaki, M. (2011), 'Association of diurnal patterns in salivary cortisol with all-cause and cardiovascular mortality: findings from the Whitehall II Study', *Journal of Clinical Endocrinology and Metabolism, 96* (5), 1478–85.
Maslach, C., Jackson, S. E., & Leiter, M. P. (1996), *Maslach Burnout Inventory* (3rd ed), Palo Alto, CA: Consulting Psychologists Press.
McEwen, B. S., & Gianaros, P. J. (2010), 'Stress- and Allostasis-induced Brain Plasticity', *Annual Review of Medicine, 62*, 431–45.
McEwen, B. S. (2000), 'The Neurobiology of Stress: from serendipity to clinical relevance', *Brain Research, 886*, 172–89.
McGonigal, K. (2012), *The Willpower Instinct*, London: Avery.
Mogilner, C., Chance, Z., & Norton, M. I. (2012), 'Giving Time Gives You Time', *Psychological Science, 23* (10), 1233–8.
Moszeik, E. N., von Oertzen, T., & Renner, K. H., 'Effectiveness of a short Yoga Nidra meditation on stress, sleep, and well-being in a large and diverse sample', *Current Psychology* (2020), https://doi.org/10.1007/s12144-020-01042-2
Osmo, F., Duran, V., Wenzel, A., et al. (2018), 'The Negative Core Beliefs Inventory (NCBI): Development and Psychometric Properties', *Journal of Cognitive Psychotherapy, 32* (1), 1–18.
Sapolsky, R. (2017), *Behave. The Biology of Humans at Our Best and Worst*, London: Vintage.
Stellar, J. E., John-Henderson, N., Anderson, C. L., Gordon, A. M., McNeil, G. D., & Keltner, D. (2015), 'Positive affect and markers of inflammation: discrete positive emotions predict lower levels of inflammatory cytokines', *Emotion 15* (2), 129–33.
Strack, J., & Esteves, F. (2014), 'Exams? Why Worry? The Relationship Between Interpreting Anxiety as Facilitative, Stress Appraisals, Emotional Exhaustion, and Academic Performance', *Anxiety, Stress, and Coping: An International Journal*, 1–10.
Ware, B. (2012), *The Top Five Regrets of the Dying*, London: Hay House.

第８章　心が満たされないとき

Clear, J., *Atomic Habits* (2018), London: Random House.
Feldman Barrett, L. (2017), *How Emotions Are Made. The Secret Life of The Brain*, London: Pan Macmillan.

Hayes, S. C. (2005), *Get Out of Your Mind and Into Your Life: The New Acceptance and Commitment Therapy*, Oakland, CA: New Harbinger.
Iverach, L., Menzies, R. G., & Menzies, R. E. (2014), 'Death anxiety and its role in psychopathology: Reviewing the status of a transdiagnostic construct', *Clinical Psychology Review, 34*, 580–93.
Neimeyer, R. A. (2005), 'Grief, loss, and the quest for meaning', *Bereavement Care, 24* (2), 27–30.
Yalom. I. D. (2008), *Staring at the Sun: Being at peace with your own mortality*, London: Piatkus.

第 7 章　ストレスを感じているとき

Abelson, J. I., Erickson, T. M., Mayer, S. E., Crocker, J., Briggs, H., Lopez-Duran, N. L., & Liberzon, I. (2014), 'Brief Cognitive Intervention Can Modulate Neuroendocrine Stress Responses to the Trier Social Stress Test: Buffering Effects of Compassionate Goal Orientation', *Psychoneuroendocrinology 44*, 60–70.
Alred, D. (2016), *The Pressure Principle*, London: Penguin.
Amita, S., Prabhakar, S., Manoj, I., Harminder, S., & Pavan, T. (2009), 'Effect of yoga-nidra on blood glucose level in diabetic patients', *Indian Journal of Physiology and Pharmacology, 53* (1), 97–101.
Borchardt, A. R., Patterson, S. M., & Seng, E. K. (2012), 'The effect of meditation on cortisol: A comparison of meditation techniques to a control group', Ohio University: Department of Experimental Health Psychology. Retrieved from http://www.irest.us/sites/default/files/Meditation%20on%20Cortisol%2012.pdf
Crocker, J., Olivier, M., & Nuer, N. (2009), 'Self-image Goals and Compassionate Goals: Costs and Benefits', *Self and Identity, 8*, 251–69.
Feldman Barrett, L. (2017), *How Emotions Are Made. The Secret Life of The Brain*, London: Pan Macmillan.
Frederickson, L. B. (2003), 'The Value of Positive Emotions', *American Scientist*, USA: Sigma.
Huberman (2021). Talks by Professor Andrew Huberman on his podcast The Huberman Lab can be accessed on YouTube.
Inagaki, T. K., & Eisenberger, N. I. (2012), 'Neural Correlates of Giving Support to a Loved One', *Psychosomatic Medicine, 74*, 3–7.
Jamieson, J. P., Crum, A.J., Goyer, P., Marotta, M. E., & Akinola, M. (2018), 'Optimizing stress responses with reappraisal and mindset interventions: an integrated model', *Stress, Anxiety & Coping: An International Journal, 31*, 245–61.

第5章　自信をなくしているとき

Baumeister, R. F., Campbell, J. D., Krueger, J. I., & Vohs, K. D. (2003), 'Does High Self-esteem Cause Better Performance, Interpersonal Success, Happiness, or Healthier Lifestyles?', *Psychological Science in the Public Interest, 4* (1), 1–44.

Clark, D. M., & Wells, A. (1995), 'A cognitive model of social phobia'. In R. R. G. Heimberg, M. Liebowitz, D. A. Hope, & S. Scheier (eds.), *Social Phobia: Diagnosis, Assessment and Treatment*, New York: Guilford Press.

Cooley, Charles H. (1902), *Human Nature and the Social Order*, New York: Scribner's, 183–4 for first use of the term 'looking glass self'.

Gilovich, T., Savitsky, K., & Medvec, V. H. (2000), 'The spotlight effect in social judgment: An egocentric bias in estimates of the salience of one's own actions and appearance', *Journal of Personality and Social Psychology, 78* (2), 211–22.

Gruenewald, T. L., Kemeny, M. E., Aziz, N., & Fahey, J. L. (2004), 'Acute threat to the social self: Shame, social self-esteem, and cortisol activity', *Psychosomatic Medicine, 66*, 915–24.

Harris, R. (2010), *The Confldence Gap: From Fear to Freedom*, London: Hachette.

Inagaki, T. K., & Eisenberger, N. I. (2012), 'Neural Correlates of Giving Support to a Loved One', *Psychosomatic Medicine, 74*, 3–7.

Irons, C., & Beaumont, E. (2017), *The Compassionate Mind Workbook*, London: Robinson.

Lewis, M., & Ramsay, D. S. (2002), 'Cortisol response to embarrassment and shame', *Child Development, 73* (4), 1034–45.

Luckner, R. S., & Nadler, R. S. (1991), *Processing the Adventure Experience: Theory and Practice*, Dubuque: Kendall Hunt.

Neff, K. D., Hseih, Y., & Dejitthirat, K. (2005), 'Self-compassion, achievement goals, and coping with academic failure', *Self and Identity, 4*, 263–87.

Wood, J. V., Perunovic. W. Q., & Lee, J. W. (2009), 'Positive self-statements: Power for some, peril for others', *Psychological Science, 20* (7), 860–66.

第6章　不安を感じているとき

Frankl, V. E. (1984), *Man's Search for Meaning: An Introduction to Logotherapy*, New York: Simon & Schuster.

Gesser, G., Wong, P. T. P., & Reker, G. T. (1988), 'Death attitudes across the life span. The development and validation of the Death Attitude Profile (DAP)', *Omega, 2*, 113–28.

第３章　辛い感情にとらわれているとき

Feldman Barrett, L. (2017), *How Emotions Are Made. The Secret Life of The Brain*, London: Pan Macmillan.

Inagaki, Tristen, K., & Eisenberger, Naomi I. (2012), 'Neural Correlates of Giving Support to a Loved One', *Psychosomatic Medicine, 74* (1), 3–7.

Kashdan, T. B., Feldman Barrett, L., & McKnight, P. E. (2015), 'Unpacking Emotion Differentiation: Transforming Unpleasant Experience By Perceiving Distinctions in Negativity', *Current Directions In Psychological Science, 24* (1), 10–16.

Linehan, M. (1993), *Cognitive-Behavioral Treatment of Borderline Personality Disorder,* London: Guildford Press.

Starr, L. R., Hershenberg, R., Shaw, Z. A., Li, Y. I., & Santee, A. C. (2020), 'The perils of murky emotions: Emotion differentiation moderates the prospective relationship between naturalistic stress exposure and adolescent depression', *Emotion, 20* (6), 927–38. https://doi.org/10.1037/emo0000630

Willcox, G. (1982), 'The Feeling Wheel', *Transactional Analysis Journal, 12* (4), 274–6.

第４章　大切なものを失ったとき

Bushman, B. J. (2002), 'Does Venting Anger Feed or Extinguish the Flame? Catharsis, Rumination, Distraction, Anger, and Aggressive Responding', *Personality and Social Psychology Bulletin, 28* (6), 724–31.

Kubler-Ross, E. (1969), *On Death and Dying*, New York: Collier Books.

Rando, T. A. (1993), *Treatment of Complicated Mourning*, USA: Research Press.

Samuel, J. (2017), *Grief Works. Stories of Life, Death and Surviving*, London: Penguin Life.

Stroebe, M. S., & Schut, H. A. (1999), 'The Dual Process Model of Coping with Bereavement: Rationale and Description', *Death Studies, 23* (3), 197–224.

Worden, J. W., & Winokuer, H. R. (2011), 'A task-based approach for counseling the bereaved'. In R. A. Neimeyer, D. L. Harris, H. R. Winokuer, & G. F. Thornton (eds.), *Series in Death, Dying and Bereavement. Grief and Bereavement in Contemporary Society: Bridging Research and Practice*, Abingdon: Routledge/ Taylor & Francis Group.

Zisook, S., & Lyons, L. (1990), 'Bereavement and Unresolved Grief in Psychiatric Outpatients', *Journal of Death and Dying, 20* (4), 307–22.

第2章　やる気が出ないとき

Barton, J., & Pretty, J. (2010), 'What is the Best Dose of Nature and Green Exercise for Improving Mental Health? A Multi-Study Analysis', *Environmental Science & Technology, 44*, 3947–55.

Crede, M., Tynan, M., & Harms, P. (2017), 'Much ado about grit: A meta-analytic synthesis of the grit literature', *Journal of Personality and Social Psychology, 113* (3), 492–511.

Duckworth, A. L., Peterson, C., Matthews, M. D., & Kelly, D. R. (2007), 'Grit: Perseverance and passion for long-term goals', *Journal of Personality and Social Psychology, 92* (6), 1087–1101.

Duhigg, C. (2012), *The Power of Habit: Why we do what we do and how to change*, London: Random House Books.

Gilbert, P., McEwan, K., Matos, M., & Rivis, A. (2010), 'Fears of Compassion: Development of Three Self-Report Measures', *Psychology and Psychotherapy, 84* (3), 239–55.

Huberman, A. (2021), Professor Andrew Huberman describes the biological signature of short-term internal rewards on his podcast and YouTube channel, The Huberman Lab.

Lieberman, D. Z., & Long, M. (2019), *The Molecule of More*, Dallas: BenBella Books.

Linehan, M. (1993), *Cognitive-Behavioral Treatment of Borderline Personality Disorder*, London: Guildford Press.

McGonigal, K. (2012), *The Willpower Instinct*, London: Avery.

Oaten, M., & Cheng, K. (2006), 'Longitudinal Gains in Self-Regulation from Regular Physical Exercise, *British Journal of Health Psychology, 11*, 717–33.

Peters, J., & Buchel, C. (2010), 'Episodic Future Thinking Reduces Reward Delay Discounting Through an Enhancement of Prefrontal-Mediotemporal Interactions', *Neuron, 66*, 138–48.

Rensburg, J. V., Taylor, K. A., & Hodgson, T. (2009), 'The Effects of Acute Exercise on Attentional Bias Towards Smoking-Related Stimuli During Temporary Abstinence from Smoking', *Addiction, 104*, 1910–17.

Wohl, M. J. A., Psychyl, T. A., & Bennett, S. H. (2010), 'I Forgive Myself, Now I Can Study: How Self-forgiveness for Procrastinating Can Reduce Future Procrastination', *Personality and Individual Differences, 48*, 803–8.

trial of antidepressant medication', *Psychiatry, 74* (3), 240–54.
Kim, W., Lim, S. K., Chung, E. J., & Woo, J. M. (2009), 'The Effect of Cognitive Behavior Therapy-Based Psychotherapy Applied in a Forest Environment on Physiological Changes and Remission of Major Depressive Disorder', *Psychiatry Investigation, 6* (4), 245–54.
McGonigal, K. (2019), *The Joy of Movement*, Canada: Avery.
Mura, G., Moro, M. F., Patten, S. B., & Carta, M. G. (2014), 'Exercise as an Add-On Strategy for the Treatment of Major Depressive Disorder: A Systematic Review', *CNS Spectrums, 19* (6), 496–508.
Nakahara, H., Furuya, S., et al. (2009), 'Emotion-related changes in heart rate and its variability during performance and perception of music', *Annals of the New York Academy of Sciences, 1169*, 359–62.
Olsen, C. M. (2011), 'Natural Rewards, Neuroplasticity, and Non-Drug Addictions', *Neuropharmacology, 61* (7), 1109–22.
Petruzzello, S. J., Landers, D. M., et al. (1991), 'A meta-analysis on the anxiety-reducing effects of acute and chronic exercise. Outcomes and mechanisms', *Sports Medicine, 11* (3), 143–82.
Raichlen, D. A., Foster, A. D., Seillier, A., Giuffrida, A., & Gerdeman, G. L. (2013), 'Exercise-Induced Endocannabinoid Signaling Is Modulated by Intensity', *European Journal of Applied Physiology, 113* (4), 869–75.
Sanchez-Villegas, A., et al. (2013), 'Mediterranean dietary pattern and depression: the PREDIMED randomized trial', *BMC Medicine, 11*, 208.
Schuch, F. B., Vancampfort, D., Richards, J., et al. (2016), 'Exercise as a treatment for depression: A Meta-Analysis Adjusting for Publication Bias', *Journal of Psychiatric Research, 77*, 24–51.
Singh, N. A., Clements, K. M., & Fiatrone, M. A. (1997), 'A Randomized Controlled Trial of the Effect of Exercise on Sleep', *Sleep, 20* (2), 95–101.
Tops, M., Riese, H., et al. (2008), 'Rejection sensitivity relates to hypocortisolism and depressed mood state in young women', *Psychoneuroendocrinology, 33* (5), 551–9.
Waldinger, R., & Schulz, M. S. (2010), 'What's Love Got to Do With It?: Social Functioning, Perceived Health, and Daily Happiness in Married Octogenarians', *Psychology and Aging, 25* (2), 422–31.
Wang, J., Mann, F., Lloyd-Evans, B., et al. (2018), 'Associations between loneliness and perceived social support and outcomes of mental health problems: a systematic review', *BMC Psychiatry, 18*, 156.
Watkins, E. R., & Roberts, H. (2020), 'Reflecting on rumination: Consequences, causes, mechanisms and treatment of rumination', *Behaviour, Research and Therapy, 127*.

参考文献

第 1 章　気分が落ち込むとき

Beck, A. T., Rush, A. J., Shaw, B. F, & Emery, G. (1979), *Cognitive Therapy of Depression*, New York: Wiley.

Breznitz, S., & Hemingway, C. (2012), *Maximum Brainpower: Challenging the Brain for Health and Wisdom*, New York: Ballantine Books.

Brown, S., Martinez, M. J., & Parsons, L. M. (2004), 'Passive music listening spontaneously engages limbic and paralimbic systems', *Neuroreport, 15* (13), 2033–7.

Clark, I., & Nicholls, H. (2017), *Third Wave CBT Integration for individuals and teams: Comprehend, cope and connect*, London: Routledge.

Colcombe, S., & Kramer, A. F. (2003), 'Fitness effects on the cognitive function of older adults. A meta-analytic study', *Psychological Science, 14* (2), 125–30.

Cregg, D. R., & Cheavens, J. S., 'Gratitude Interventions: Effective Self-help? A Meta-analysis of the Impact on Symptoms of Depression and Anxiety', *Journal of Happiness Studies* (2020), https://doi.org/10.1007/s10902-020-00236-6

DiSalvo, D. (2013), *Brain Changer: How Harnessing Your Brain's Power to Adapt Can Change Your Life*, Dallas: BenBella Books.

Feldman Barrett, L. (2017), *How Emotions Are Made. The Secret Life of The Brain*, London: Pan Macmillan.

Gilbert, P. (1997), *Overcoming Depression: A self-help guide using Cognitive Behavioural Techniques*, London: Robinson.

Greenberger, D., & Padesky, C. A. (2016), *Mind over Mood, 2nd Edition*, New York: Guilford Press.

Inagaki, T. K., & Eisenberger, N. I. (2012), 'Neural Correlates of Giving Support to a Loved One', *Psychosomatic Medicine, 74* (1), 3–7.

Jacka, F. N. (2019), *Brain Changer*, London: Yellow Kite.

Jacka, F. N., et al. (2017), 'A randomized controlled trial of dietary improvement for adults with major depression (the 'SMILES' trial)', *BMC Medicine, 15* (1), 23.

Josefsson, T., Lindwall, M., & Archer, T. (2013), 'Physical Exercise Intervention in Depressive Disorders: Meta Analysis and Systemic Review', *Medicine and Science in Sports, 24* (2), 259–72.

Joseph, N. T., Myers, H. F., et al. (2011), 'Support and undermining in interpersonal relationships are associated with symptom improvement in a

著者紹介

ジュリー・スミス（Julie Smith）

心理学者・臨床心理士。英国心理学会所属。オンラインでの発信やカウンセリングが人気を博し、300万以上のSNSフォロワーを持つ。心理学・精神医学に基づく適切な知識をショート動画でわかりやすく届ける活動は、BBC等にも取り上げられる。

訳者紹介

野中香方子（のなか・きょうこ）

翻訳家。お茶の水女子大学卒業。訳書に『脳を鍛えるには運動しかない！』『心の傷は遺伝する』『シリコンバレー式 よい休息』『Humankind 希望の歴史』『ネアンデルタール人は私たちと交配した』他多数。

WHY HAS NOBODY TOLD ME THIS BEFORE?
by Dr Julie Smith

Published by arrangement with Rachel Mills Literary Ltd & Gleam Titles Ltd.
Japanese translation published by arrangement with Dr Julie Smith Ltd.
c/o Rachel Mills Literary Ltd. through The English Agency (Japan) Ltd.

一番大切なのに誰も教えてくれない
メンタルマネジメント大全

2023年 2 月28日　初版発行
2024年 9 月30日　11刷発行

著　者　ジュリー・スミス
訳　者　野中香方子
ブックデザイン　小口翔平＋須貝美咲＋青山風音（tobufune）
発行者　小野寺優
発行所　株式会社河出書房新社
〒162-8544
東京都新宿区東五軒町2-13
電話　03-3404-1201（営業）
03-3404-8611（編集）
https://www.kawade.co.jp/
組　版　株式会社キャップス
印刷・製本　株式会社暁印刷

Printed in Japan
ISBN978-4-309-30024-5